Die Preussische

Apothekenbetriebsordnung

und die

Anweisung für die amtliche Besichtigung
der Apotheken.

Vom 18. Februar 1902.

Zweite, unter Berücksichtigung der bis zum
1. April 1905 ergangenen Ergänzungen und Entscheidungen
berichtigte Auflage.

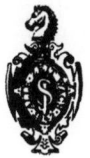

Springer-Verlag Berlin Heidelberg GmbH
1905

ISBN 978-3-662-33661-8   ISBN 978-3-662-34059-2 (eBook)
DOI 10.1007/978-3-662-34059-2

Inhaltsverzeichnis.

Apothekenbetriebsordnung.

	Seite
A. Einrichtung	5
1. Die Offizin	5
2. Die Material- und Kräuterkammer	10
3. Der Arzneikeller	11
4. Das Laboratorium	13
5. Die Stoßkammer	15
B. Betrieb	17
C. Personal	21
D. Zweig-, Krankenhaus- und ärztliche Haus-Apotheken	23
E. Homöopathische Apotheken und ärztliche homöopathische Hausapotheken	26
Schlußbestimmungen	27

Anweisung für die amtliche Besichtigung der Apotheken.

Allgemeines	29
Die Besichtigung	30
Schlußbestimmungen	34

Anlage I zu § 14 der Anweisung 35

I. Allgemeines	35
1. Betriebsberechtigung usw.	35
2. Geschäftsbücher, Lehr- und Unterrichtsmittel	35
3. Das Personal der Apotheke	36
II. Die Apotheken-Räumlichkeiten	38
1. Die Offizin	38
2. Die Materialkammer	42
3. Die Giftkammer	42
4. Der Kräuterboden	43
5. Der Arzneikeller	43

Inhaltsverzeichnis.

    6. Das Laboratorium 44
    7. Die Stoßkammer. 45
    8. Die homöopathische Schrankapotheke 46
    9. Ein Nebenraum 46
  10. Der Trockenboden 46
III. Prüfung der Arzneimittel 46
    Bemerkungen 47

Anlage II zu § 29 der Anweisung 48

Apothekenbetriebsordnung.

A. Einrichtung.

§ 1. Eine Apotheke soll aus folgenden Räumen bestehen:
1. der in der Regel im Erdgeschoß befindlichen Offizin;
2. dem Vorratsraume für die trocken aufzubewahrenden Mittel — Material- und Kräuterkammer nebst Giftkammer oder Giftverschlag*) —;
3. dem Vorratsraume zur Aufbewahrung der kühl zu haltenden Mittel — Arzneikeller (Gewölbe, Wandschrank usw.) —;
4. dem Laboratorium;
5. der Stoßkammer.

Sämtliche Räumlichkeiten sollen verschließbar sein und nach Größe und Einrichtung dem Geschäftsumfang entsprechen. Ihre Zweckbestimmung muß von dem zuständigen Regierungspräsidenten genehmigt sein. Sie dürfen ohne dessen Genehmigung weder zu anderen Zwecken benutzt, noch **baulich wesentlich verändert** werden und sind stets in gutem baulichen Zustande, sauber und ordentlich zu erhalten.

§ 2. Der Apothekenvorstand (Besitzer, Verwalter) **muß in demselben Hause wohnen,** in welchem die Apotheke sich befindet.

Ausnahmen sind mit Genehmigung des Regierungspräsidenten zulässig.

Das Haus, in welchem eine Apotheke sich befindet, muß außen mit der Bezeichnung „**Apotheke**" und neben dem Eingang mit einer für die Apotheke bestimmten **Nachtglocke** versehen sein.

1. Die Offizin.

§ 3. Die **Offizin** soll trocken, leicht lüftbar, hell und heizbar, mit Rezeptier und Handverkaufstisch, sowie mit den erforderlichen Warengestellen ausgestattet sein, deren oberer Teil

---

*) Vergl. § 9 der Polizeiverordnung über den Handel mit Giften vom 24. August 1895.

offene Reihen für die Standgefäße bietet, während der untere Schränke oder **Schiebekästen** aus geruchlosem Holze enthält, welch letztere in vollen Füllungen laufen oder Staubdeckel haben müssen.

Die **Warengestelle** in den zu ebener Erde belegenen Räumen sollen so eingerichtet sein, daß zwischen der letzten Kastenreihe und dem Fußboden sich eine Luftschicht befindet.

Die Offizin ist abends durch künstliche **Beleuchtung** von oben, insbesondere am Rezeptiertische, gut zu erhellen.

§ 4. Der **Rezeptiertisch** soll geräumig, mit einer leicht zu reinigenden Platte versehen, auch bei Tage gut beleuchtet, mindestens mit einer feinen Tarierwage bis zu 1000 g Tragkraft, vier Handwagen, deren kleinste 5 g Tragfähigkeit hat, sowie den zugehörigen Gewichten von 200 g abwärts und den erforderlichen Arbeitsgeräten ausgestattet, vom Handverkaufstische räumlich oder in sonst geeigneter Weise getrennt und gegen das Publikum abgesperrt sein.

§ 5. Der **Handverkaufstisch**, welcher eine Verlängerung des Rezeptiertisches sein kann, ist mit eigenen Wagen und Gewichten, sowie mit besonderen Geräten auszustatten; derselbe soll ebenfalls eine leicht zu reinigende Platte haben.

§ 6. Für die **Rezeptur** sind mindestens folgende **Geräte** erforderlich:

ein Emulsionsmörser von Porzellan oder Marmor mit hölzernem Pistill,

vier Porzellanmörser außer den bezeichneten (Messingmörser sind daneben zulässig),

zwei eiserne Pillenmörser,

zwei Porzellansalbenmörser,

je ein bezeichneter Porzellanmörser für Gifte, Morphinum, Jodoformium,

eine eiserne und eine aus Holz, Hartgummi oder Horn hergestellte Pillenmaschine, letztere, für die Mittel der Tab. B des Arzneibuches[1]) bestimmt, mit „Gift" bezeichnet,

eine Vorrichtung zur Herstellung von zusammengepreßten Arzneizubereitungen (Tabletten),

ein Handdampfkocher mit je einer Infundierbüchse von Zinn und Porzellan und den erforderlichen Koliervorrichtungen,

außerdem Pulverschiffchen von Horn oder Hartgummi, Spatel, Löffel von Horn, Holz, Hartgummi oder edlem Metall,

---

[1]) Unter „Arzneibuch" wird stets das geltende „Arzneibuch für das Deutsche Reich" verstanden.

A. Einrichtung.

darunter bezeichnete Löffel, je einer für Gifte, Morphinum und Jodoformium,

endlich die erforderlichen Gefäße, Kästchen usw. zur Aufnahme der zu bereitenden Arzneien in ausreichender Zahl.

Die Ausstattung mit Geräten, sowie mit Wagen und Gewichten (§ 4) richtet sich nach dem Umfange des Geschäftsbetriebes.

§ 7. In der Offizin oder in einem an dieselbe anstoßenden Nebenraum ist eine **Reinigungs-(Spül-)Vorrichtung**, wenn möglich mit fließendem Wasser, anzubringen.

§ 8. Die Arzneimittel sind in **Behältnissen** von Glas, Porzellan, Steingut, verzinntem Blech, geruchlosem Holz oder sonst geeignetem Material aufzubewahren.

Die Arzneibehältnisse sind in den durch den Ministerialerlaß vom 22. Juni 1896 (Min.-Bl. f. d. inn. Verw. S. 123) bestimmten **Farben** nach der Nomenklatur des Arzneibuches inhaltsgemäß in dauerhafter Schrift deutlich zu bezeichnen; **lackierte Papierschilder** mit Druck- oder deutlicher Schrift sind zulässig. Für die **Standgefäße der Säuren und Laugen**, sowie des Bromum und Jodum ist radierte Schrift statthaft[2]). Sämtliche Behältnisse und Bezeichnungen sind in gutem Zustande zu erhalten.

§ 9. Jedes **Arzneibehältnis** darf nur das der äußeren Bezeichnung entsprechende Arzneimittel enthalten; in geteilten **Kästen** oder in Kästen mit einzeln bezeichneten Einsatzgefäßen von geeignetem Material kann derselbe Stoff in verschiedener Form (ganz und zerkleinert) aufbewahrt werden.

Papierbeutel als Einlagen in Kästen sind unstatthaft. Auf Arzneimittel, **welche zur schnellen Abgabe verpackt** in ordnungsmäßigen Behältnissen aufbewahrt werden, findet diese Vorschrift keine Anwendung.

Arzneispezialitäten dürfen nur dann gemeinsam in Schränken oder Schiebekästen aufbewahrt werden, wenn sie in abgeschlossenen Packungen sich befinden, einzeln bezeichnet, sowie ordnungsmäßig und übersichtlich aufgestellt sind. Eine **äußere** Bezeichnung der Schränke oder Schiebekästen ist in diesem Falle nicht erforderlich.

---

[2]) Schilder der Standgefäße für Mineralsäuren. (Erlaß des Ministers der usw. Medizinalangelegenheiten vom 25. Mai 1898.) Die Bezeichnung „Gift" an den Standgefäßen der Mineralsäuren usw. ist für die Apotheken nicht verbindlich, wie sich aus § 9 in Verbindung mit § 4 der Polizeiverordnung über den Handel mit Giften vom 24. August 1895 ergibt. Der aus dem § 9 angeführte Satz bezieht sich nur auf die Zulässigkeit radierter Schrift für die Standgefäße jener Stoffe.

§ 10. Die sehr vorsichtig aufzubewahrenden Mittel (**Tab. B des Arzneibuches**), sowie alle dort nicht verzeichneten Mittel von gleicher Wirkung, mit Ausnahme des **Phosphors**, welcher in den Arzneikeller gehört, dürfen in der Offizin oder in einem geeigneten Nebenraum in kleinen Mengen in einem besonderen, äußerlich mit „Gift" oder „Tab. B" oder „Venena" bezeichneten Behältnis vorrätig gehalten werden. Hinter der äußeren Tür desselben, welche außer der Zeit der Benutzung stets verschlossen zu halten ist, müssen drei oder vier ebenfalls verschließbare Abteilungen (Schränkchen oder zum Verschließen eingerichtete Schubfächer), je eine zur Aufnahme der Alcaloida, bei welchen auch die Cyanverbindungen aufbewahrt werden können, Arsenicalia und Mercurialia sich befinden. Die Türen dieser Abteilungen sind mit entsprechender dauerhafter Bezeichnung zu versehen.

In diesem Giftbehältnis oder in einem besonderen Kästchen müssen sich die mit „Gift" oder „Tab. B" oder „Venena" bezeichneten **Geräte**, mindestens: 1 Wage, 1 Löffel, 1 Mörser ebenfalls befinden; dieselben sind stets für die Verabfolgung und Verarbeitung jener Stoffe zu benutzen und nach dem Gebrauch sorgfältigst zu reinigen.

Der **Schlüssel** zum Giftbehältnis ist zuverlässig aufzubewahren.

§ 11. Die vorsichtig aufzubewahrenden Mittel (**Tab. C. des Arzneibuches**), sowie alle dort nicht verzeichneten Mittel von gleicher Wirkung sind in besonderen, nur für diese Mittel bestimmten Abteilungen der Warengestelle unterzubringen[3][4][5][6].

---

[3]) **Standgefäße der trocknen narkotischen Extrakte.** Auf den Standgefäßen der trocknen narkotischen Extrakte genügt die einfache Bezeichnung Extr. Belladonn. sicc., Digit. sicc. usw. Zusätze wie: 1 + 1, sumatur duplum u. dergl. sind nicht notwendig.

[4]) Die **Anbringung besonderer Mahnungen zur Aufmerksamkeit** an den Gefäßen einzelner differenter Mittel ist durch die geltenden Bestimmungen nicht verboten.

[5]) **Bezeichnung der Standgefäße für Migränin.** (Erlaß des Ministers der usw. Medizinalangelegenheiten vom 20. Februar 1900.) Migränin, mit einem Gehalte von nur 9 T. Coffeïn auf 90 T. Antipyrin, ist zu den Mitteln der Tabelle C des Arzneibuches für das deutsche Reich nicht zu rechnen; die Standgefäße für Migränin in den Apotheken sind deshalb mit schwarzer Schrift auf weißem Grunde zu bezeichnen.

[6]) **Aufbewahrung von Verbandstoffen.** (Erlaß des Ministers der usw. Medizinalangelegenheiten vom 15. Februar 1892.) Die mit Sublimat und Jodoform usw. getränkten Verbandstoffe sind durch die Verordnung vom 27. Januar 1890, § 1, Abs. 2 ohne Einschränkung dem freien Verkehr überlassen, können daher von Apothekern anstandslos ohne ärzt-

A. Einrichtung.

§ 12. **Morphinum** und dessen Salze, sowie für die Rezeptur vorrätige Zubereitungen derselben (Verreibungen, Lösungen) sind in der Offizin in einem besonderen, lediglich für diesen Zweck bestimmten, verschließbaren, mit „Tab. C" bezeichneten Schränken, welches aber von dem sonstigen Aufstellungsplatz der Mittel der „Tab. C" entfernt angebracht sein muß, aufzubewahren.

Als Zubereitungen des Morphinum und seiner Salze für die Rezeptur sind allein zulässig:
1. eine Verreibung von 1 T. des Morphinum hydrochloricum oder eines anderen Morphinumsalzes mit 9 T. Zucker;
2. Lösungen von 1 T. dieser Salze in 49 T.
   a. Aqua destillata,
   b. Aqua amygdalarum amararum.

Als Standgefäße für Morphinum, dessen Salze und die vorbezeichneten Zubereitungen sind dreieckige Gläser zu verwenden, welche an einer Seite die vorschriftsmäßige Bezeichnung des Inhalts in eingebrannter roter Schrift auf weißem Schilde tragen[7]).

Der Innenraum des Schränkchens muß aus zwei Abteilungen bestehen, deren eine, mit verschließbarer Tür versehen, für die unvermischten Morphinumpräparate bestimmt ist, während in der anderen offenen die Lösungen und Mischungen aufzubewahren sind.

Es ist verboten, **abgeteilte Pulver von Morphinum oder dessen Salzen, sowie von Hydrargyrum chloratum** oder — abgesehen von Abs. 2, Nr. 1 dieses Paragraphen — Verreibungen dieser Mittel mit anderen Stoffen vorrätig zu halten.

§ 13. **Lösungen von Extrakten** mit Ausnahme der narkotischen, **abgeteilte Pulver für die Rezeptur, zusammengepreßte Arzneizubereitungen,** welche Arzneistoffe der Tabellen B oder C des Arzneibuches enthalten, mit Ausnahme der Santoninum bis 0,05 g oder Koffeïnum bis 0,1 g enthaltenden, fertige **Abkochungen, Aufgüsse,** mit Ausnahme der in das Arzneibuch aufgenommenen, dürfen nicht vorrätig gehalten werden.

---

liche Verordnung abgegeben werden; eine Verweisung dieser Stoffe in den Separandenraum oder Giftschrank würde den Verkehr ohne zwingenden Grund erschweren.

[7]) Geräte für Morphium. Daß für Morphium besondere Geräte (Wage, Mörser, Löffel) vorhanden sein müssen, ergibt sich aus § 9 der Polizeiverordnung über den Handel mit Giften. Die Bezeichnung „Gift" auf den für die Dispensation vom Morphin bestimmten Geräten ist mit Rücksicht auf die ungenügende Unterscheidung von den Geräten für die Arzneistoffe der Tab. B nicht zulässig. Die Geräte sind entweder mit „Tab. C" oder mit „Morphinum" zu bezeichnen.

Salzlösungen vorrätig zu halten, ist gestattet, wenn die gelöste Substanz nicht zersetzbar und die Lösung haltbar ist; das Lösungsverhältnis ist auf der Signatur des Standgefäßes in gleicher Weise wie die Bezeichnung des Inhalts zu vermerken. Die Lösungen sind ordnungsmäßig aufzubewahren.

§ 14. Diejenigen Mittel, welche durch **Lichteinfluß** leiden, sind in schwarzen oder gelben Gläsern oder sonst nach Vorschrift des Arzneibuches, alle übrigen Mittel so aufzubewahren, daß sie in tadellosem Zustande bleiben; **narkotische und aromatische Pflanzenteile** sollen in gut schließenden Behältnissen, **Jodoformium** mit den bezeichneten Dispensiergeräten in einem besonderen Schrank oder Kasten untergebracht werden. Eine bezeichnete **Wage für Jodoformium** ist außerhalb dieses Behältnisses gesondert aufzubewahren.

§ 15. Die Standgefäße und Schiebekästen sind in Gruppen **alphabetisch** übersichtlich zu ordnen.

2. Die Material- und Kräuterkammer.

Vorratsraum für die trocken aufzubewahrenden Mittel, mit der Giftkammer oder dem Giftverschlag.

§ 16. Dieser Vorratsraum, welcher zur Aufnahme aller trocken aufzubewahrenden Mittel dient, soll hell, trocken, leicht lüftbar und mit einfachen, dauerhaft gestrichenen **Warengestellen**, sowie den erforderlichen **Wagen** und **Gewichten**[8]) ausgestattet sein. **Schiebekästen** müssen aus geruchlosem Holz gefertigt sein, in vollen Füllungen laufen oder Staubdeckel haben.

Ist für größere Vorräte ein besonderer Raum zB. eine besondere **Kräuterkammer** vorhanden, so ist derselbe entsprechend auszustatten.

§ 17. Die **Giftkammer** soll sich in dem Vorratsraume (§ 16) befinden und eine durchbrochene oder feste Umwehrung haben, welche außer der Zeit der Benutzung stets verschlossen zu halten ist. Sie muß durch Tageslicht gut erhellt und so geräumig sein, daß ein erwachsener Mensch sich zum Abwägen der Gifte frei darin bewegen kann. Die Eingangstür ist an der Außenfläche

---

 [8]) **Zahl der Wagen und Gewichte.** (Erlaß des Ministers der usw. Medizinalangelegenheiten vom 20. Februar 1900.) Die Zahl und Art der für die Laboratorien und die Materialstuben der Apotheken erforderlichen Wagen und Gewichte wird in jedem Einzelfalle durch den Umfang des Geschäftsbetriebes bestimmt. Das Vorhandensein von Präzisionswagen, deren Tragfähigkeit weniger als 1 kg beträgt, kann in diesen Geschäftsräumen nur dann verlangt werden, wenn der Geschäftsbetrieb solche Wagen erforderlich macht.

auf schwarzem Grunde in weißer Schrift mit der Bezeichnung „Gift" oder „Tab. B" oder „Venena" zu versehen.

In der Giftkammer ist der mit dem erforderlichen Arbeitstische (Dispensierplatte) versehene **Giftschrank** aufzustellen, dessen Tür in gleicher Weise wie die Eingangstür zur Giftkammer zu bezeichnen und außer der Zeit der Benutzung stets verschlossen zu halten ist. In dem Giftschranke müssen sich die im § 10 erwähnten drei oder vier verschlossenen und an den Türen entsprechend bezeichneten Abteilungen für die Vorräte der sehr vorsichtig aufzubewahrenden Mittel befinden[9]). Die im § 10 bezeichneten Geräte müssen auch hier vorhanden sein.

Wo die Verhältnisse die Anlage der Giftkammer in dem Vorratsraume nicht gestatten, darf ein anderer, sicher und wenn möglich neben dem Vorratsraume belegener, von den Wohnräumen und Wirtschaftsgelassen völlig getrennter Raum dazu benutzt werden.

Sollten vorübergehend größere Mengen zubereiteter Gifte gebraucht werden, so können dieselben in dichten und fest verschlossenen Behältnissen auch außerhalb des Schrankes in der Giftkammer mit den zur Herstellung solcher Giftmischungen dienenden Gefäßen usw. aufgestellt werden.

Der **Schlüssel zum Giftschrank** ist zuverlässig aufzubewahren.

Ist der Bedarf an Gift so gering, daß der gesamte Vorrat in dem **Giftbehältnis der Offizin** aufbewahrt werden kann, so ist eine besondere Giftkammer nicht erforderlich.

Der **Handel mit Giften** ist durch die Polizeiverordnungen vom 24. August 1895 und 16. Oktober 1901 geregelt.

§ 18. Ein etwa vorhandener **Trockenboden** soll fugendicht und sauber gehalten sein.

3. Der Arzneikeller.

Vorratsraum für die kühl aufzubewahrenden Mittel.

§ 19. Die kühl zu bewahrenden Arzneimittelvorräte gehören in den **Arzneikeller,** welcher gepflastert oder zementiert oder asphaltiert oder gedielt, möglichst hell, luftig und trocken sein soll.

An gleicher Stelle ist auch, vor Licht geschützt, der **tierische**

---

[9]) Giftschrank. Die Bezeichnung „Vegetabilia" an der Abteilung des Giftschrankes, welche die Alkaloide enthält, ist sinnentsprechend und war früher ganz gebräuchlich, daher nicht zu beanstanden.

Impfstoff aufzubewahren. Der Verkehr mit Impfstoff unterliegt den Vorschriften des Erlasses vom 28. Februar 1900[10]).

Der Arzneikeller ist in ähnlicher Weise wie die Materialkammer einzurichten, jedoch ist eine **Wage** nicht erforderlich.

Falls ein Keller wegen Grundwassers oder aus sonstigen triftigen Gründen nicht brauchbar ist, so kann an seiner Stelle ein **Gewölbe** oder ein großer **Wandschrank** im Erdgeschoß benutzt werden. Dieser Raum darf so wenig wie der Arzneikeller mit Wirtschaftsräumen oder dem Laboratorium in unmittelbarer Verbindung stehen.

---

[10]) Handel mit Lymphe in den Apotheken (Erl. des Ministers der usw. Medizinalangelegenheiten vom 28. Februar 1900). Für den Handel mit Tierlymphe in den Apotheken gelten folgende Vorschriften:
  a) Die Lymphe muß aus den staatlichen (Landes-) Anstalten oder aus deren Niederlagen oder aus solchen Privatanstalten, welche einer staatlichen Aufsicht unterstehen, bezogen sein;
  b) die Lymphe ist an einem kühlen Orte und vor Licht geschützt aufzubewahren;
  c) die Lymphe darf nur in der von der Anstalt gelieferten Verpackung abgegeben werden, und dieser Verpackung müssen die Bezeichnung der Anstalt, Angaben über die Nummer des Versandbuches, über den Tag der Abnahme der Lymphe und über die in der Verpackung enthaltenen Portionen, sowie eine Gebrauchsanweisung beigefügt sein. Letztere hat den Wortlaut der §§ 13—19 der Vorschriften, welche von den Ärzten bei der Ausführung des Impfgeschäftes zu befolgen sind, zu enthalten;
  d) Lymphe, welche vor mehr als drei Monaten abgenommen ist, darf nicht abgegeben werden;
  e) über den Empfang und die Abgabe der Lymphe ist ein Buch zu führen, in welchem der Tag des Empfanges, die Bezeichnung der Anstalt, in welcher die Lymphe gewonnen ist, der Tag der Abgabe, der Name und die Wohnung des Abnehmers einzutragen sind.

Die Medizinalbeamten sind anzuweisen, auf die Innehaltung dieser Vorschriften seitens der Apotheken bei den regelmäßigen Revisionen derselben zu achten. Der Vertrieb des tierischen Impfstoffes kann sowohl Behörden, als auch Apothekenbesitzern und -Leitern übertragen werden.

Befinden sich Niederlagen in Apotheken, so ist den Besitzern oder Leitern derselben nicht gestattet, Kuhpockenstoff aus irgend einer anderen Bezugsquelle zu vertreiben. Sie dürfen den Impfstoff nicht an Wiederverkäufer abgeben und haben sich jeglicher Reklame mit demselben zu enthalten, können aber den Ärzten ihres Vertriebsbezirkes zweimal jährlich anzeigen, dass ihnen die Niederlage seitens der Behörden übertragen sei.

Sie dürfen den Impfstoff auch ohne ärztliche Verordnung gegen eine Gebühr a) von 30 Pf. für eine zu einer Impfung, b) von 1 M. für eine zu fünf Impfungen ausreichende Menge abgeben. Hiervon haben sie 20 Pf. von jeder Einnahme zu a, 60 Pf. von jeder Einnahme zu b an die Anstalt vierteljährlich abzuführen.

A. Einrichtung.

Der **Phosphor** muß im Arzneikeller, und zwar unter Wasser, in einer mit Glasstöpsel verschlossenen, bezeichneten Flasche, welche in Sand oder Asbest in einer außen lackierten, bezeichneten Eisenblechkapsel steht, aufbewahrt und nebst allen Phosphorzubereitungen in einer Mauernische, welche mittels einer eisernen oder mit Eisenblech beschlagenen, bezeichneten Tür verschlossen ist, oder in einem eisernen Schranke oder in einer anderen, gleich feuersicheren Weise unter Verschluß aufgestellt werden.

§ 20. Wenn besondere Räume zur Aufnahme **überschießender Vorräte**, welche in den vorhandenen Standgefäßen nicht untergebracht werden können, eingerichtet sind, so müssen dieselben unter Berücksichtigung der Vorschriften über die Absonderung der vorsichtig aufzubewahrenden Mittel bei deutlicher Bezeichnung der Behältnisse ordentlich gehalten werden.

Mittel der Tab. B des Arzneibuches dürfen hier niemals Platz finden.

4. Das Laboratorium.

§ 21. Das **Laboratorium** soll nach Größe und Ausstattung dem Geschäftsbetriebe entsprechen, hell und leicht lüftbar, feuersicher, am Fußboden wasserdicht und mit feuerfester Decke versehen sein[11]).

---

[11]) Feuersichere Anlegung des Laboratoriums. (Bescheid des Ministers der usw. Medizinalangelegenheiten vom 22. Juni 1894.) Euer Wohlgeboren erwidere ich auf die in Gemeinschaft mit einer Anzahl von Apothekern aus dem dortigen und den Regierungsbezirken Merseburg und Hildesheim an mich gerichtete Anfrage vom 22. Mai dieses Jahres, daß der § 21 des Erlasses vom 16. Dezember 1893, die Einrichtung und den Betrieb der Apotheken betreffend, einen Unterschied zwischen feuersicher und feuerfest macht, indem er vorschreibt, daß das Laboratorium überhaupt feuersicher, die Decke aber feuerfest sein soll. Danach genügt es, daß in den Wänden etwa vorhandene Holzteile berohrt und mit einer 2 cm starken Kalk- oder Zementschicht überputzt sind. Dagegen muß von einer feuerfesten Decke verlangt werden, daß sie entweder ganz gemauert, also gewölbt oder durch einen Mantel von Wellblech geschützt sei, welcher letztere an den Deckenteilen befestigt sein kann.

Mit Rücksicht jedoch darauf, daß explosive oder feuergefährliche Stoffe in den Apotheker-Laboratorien heutzutage kaum noch zur Verarbeitung gelangen, will ich es bei den bestehenden Apotheken als genügend ansehen, wenn die Decke keine freien Holzteile zeigt, sondern wenn diese, soweit sie vorhanden sind, in der vorgedachten Weise durch eine Kalk- oder Gipsschicht von mindestens 2 cm Stärke bekleidet sind.

Bei Neuanlagen von Laboratorien aber muß es jedenfalls bei der Forderung einer feuerfesten Decke verbleiben.

Dasselbe soll mindestens mit einer kleinen **Dampfkoch- und Dampfdestillations-Vorrichtung** nebst erforderlichen Ausrüstungsgegenständen, einer Einrichtung für **freie Feuerung** und einem **Trockenschrank**, sowie mit den erforderlichen **Wagen und Gewichten** ausgestattet sein.

Mit Genehmigung des Regierungspräsidenten kann der Trockenschrank auch an einem anderen Orte aufgestellt werden, muß dann aber verschließbar sein und den sonstigen Vorschriften entsprechen.

Eine **Presse** mit Zinn- oder verzinnten Einsätzen (Platten), sowie ein mit Luftlöchern versehenes Schränkchen zur Aufbewahrung der **Kolier- und Preßtücher** ist hier oder an einem benachbarten anderen Orte sachgemäß aufzustellen. Die Kolier- und Preßtücher (Beutel) sind, soweit erforderlich, zu bezeichnen.

Die in dem Arzneibuche vorgeschriebenen **Reagentien und maßanalytischen Lösungen** nebst den dazu gehörigen **Geräten,** nämlich mindestens:

ein Kolben zu 1 l,
ein Kolben zu 500 g,
ein Kolben zu 100 g Inhalt mit engem Hals und einer Marke,
vier Vollpipetten von 5, 10, 20, 25 ccm,
zwei Meßpipetten zu 5 und 10 ccm Inhalt, in $^1/_{10}$ ccm abgeteilt,
zwei Büretten zu 25—50 ccm Inhalt, in $^1/_{10}$ ccm abgeteilt, mit Glasverschluß versehen, nebst Stativ,

ferner:
ein Scheidetrichter,
ein Glaszylinder zu 100 ccm Inhalt mit Glasstöpsel, ohne Tülle, in 1 ccm abgeteilt,
zwei Uhrgläser mit Klemme,
eine Wage zur Bestimmung des spezifischen Gewichts und für feinere Wägungen (zB. eine Mohrsche oder Westphalsche Wage),
ein Exsikkator,
ein Luftbad,
ein Siedethermometer,
mehrere Kapillarröhrchen,
mehrere Siedekölbchen, Bechergläser und Reagierzylinder,
ein Mikroskop,
ein Perkolator

sind vorrätig zu halten und sachgemäß in den Geschäftsräumen aufzubewahren.

Für diejenigen Reagentien, welche in einem anderen Raum der Apotheke in gebrauchsfähigem Zustande vorrätig gehalten oder welche bei Bedarf hergestellt werden, sind besondere Gefäße nicht erforderlich.

A. Einrichtung. 15

5. Die Stoßkammer.

§ 22. Zum Zerkleinern der Arzneimittel dient ein besonderer, heller Raum, in welchem außer einem **Arbeitstische** die erforderlichen **Werkzeuge** (Metallmörser, Wiege-, Schneide- oder Stampfmesser mit Brett oder Kasten und dergl.) ihren Platz finden. Die im Arzneibuche geforderten **Siebe** sind, mit den vorgeschriebenen Nummern versehen, an geeignetem Platze, gegen Verunreinigung geschützt, aufzubewahren. **Siebe für stark wirkende und stark riechende Mittel** sind entsprechend zu bezeichnen.

§ 23. Alle Nebenräume, mit Ausnahme der in den §§ 18 und 20 erwähnten, sind mit einem **Arbeitstisch** auszustatten; sie sind außer der Zeit der Benutzung tunlichst verschlossen zu halten.

§ 24. Sämtliche **Wagen** in der Offizin wie in den Nebenräumen von 1 kg Tragfähigkeit abwärts müssen ebenso wie sämtliche Gewichte von 500 g abwärts präzisiert sein und den Bestimmungen der Eichordnung für das Deutsche Reich vom 27. Dezember 1884, der Bekanntmachung vom 27. Juli 1885 (Reichs-Gesetzbl. 1885, S. 14 und 263) und der Bekanntmachung über die Prüfung der Wagen und Gewichte in den Apotheken vom 10. Juli 1895 entsprechen[12]).

---

[12]) **Prüfung der Wagen und Gewichte.** (Gemeins. Erl. der Minister der usw. Medizinalangelegenheiten und für Handel und Gewerbe vom 25. Juni 1896.) In der Bekanntmachung über die Prüfung der Wagen und Gewichte in den Apotheken vom 10. Juli 1895 (Ministerialblatt usw. 1895, No. 8, S. 194) ist die alle zwei Jahre zu wiederholende Vorlegung sämtlicher in der Apotheke und den übrigen Geschäftsräumen befindlichen Wagen und Gewichte zur Nacheichung an das nächstgelegene königliche Eichungsamt vorgesehen. Zur Erleichterung der den Apothekenvorständen hieraus erwachsenden Mühe und Kosten wird gestattet, daß die Handelswagen und Handelsgewichte dem nächstgelegenen Gemeindeeichungsamt zur Nacheichung vorgelegt werden können. Auch ist es zulässig, daß diese Nacheichung in den Räumen der Apotheken selbst durch den Eichmeister des betreffenden Eichamts stattfindet, wofür jedoch außer der Eichgebühr die Diäten und Reisekosten, sowie die Kosten des Transports der zur Ausführung der Nacheichung erforderlichen Hilfsmittel gemäß Ziffer 4 der allgemeinen Bestimmungen der Eichgebührentaxe vom 28. Dezember 1885 zu zahlen sind. Im übrigen gelten die in der angezogenen Bekanntmachung vom 10. Juli 1895 erlassenen Bestimmungen.

Bei der Versendung von Wagen zur Nacheichung dürfen in keinem Fall solche Teile zurückgehalten werden, welche Pfannen enthalten. Es sind also die Schalen, Gehänge und die Ständer, sofern sie Pfannen tragen,

Alle zwei Jahre sind sämtliche in der Offizin und den Nebenräumen in Gebrauch befindlichen Wagen und Gewichte dem nächstliegenden königl. Eichungsamt zur Prüfung vorzulegen. Handelswagen und Handelsgewichte dürfen auch dem nächstliegenden Gemeinde-Eichungsamt zur Nacheichung vorgelegt werden.

Damit die Frist von zwei Jahren möglichst innegehalten wird, soll die Vorlegung alle zwei Jahre in demselben Halbjahre stattfinden, in welchem die erste Vorlegung stattgefunden hat.

Der Nachweis der erfolgten Vorlegung wird durch die darüber von dem Eichungsamte auszustellende Bescheinigung geführt[13]).

§ 25. Die Vorschriften der §§ 8, 9, 11, 13, 14 und 15 gelten auch für die Vorratsräume. Ausgenommen sind die im § 14 für **Jodoformium** getroffenen Bestimmungen.

§ 26. In jeder Apotheke müssen vorhanden sein:

das **Arzneibuch** für das Deutsche Reich,

die **Arzneitaxe,**

die reichs- und landesgesetzlichen, sowie die reglementarischen **Bestimmungen** über das Apothekenwesen,

die in einem Aktenheft vereinigten auf die Apotheke bezüglichen behördlichen **Verfügungen** in Druckexemplaren oder

---

mitzusenden. Dagegen sind Stative, welche zum Aufhängen von Wagen dienen, deren Balken in einer Schere spielt, nicht mit vorzulegen, ebensowenig Gegenstände, wie Etuis, Pinzetten usw.

[13]) Normalgewichte in den Apotheken. (Gemeins. Erl. der Minister der usw. Medizinalangelegenheiten und für Handel und Gewerbe vom 28. Dezember 1897.) Es ist der Wunsch ausgedrückt worden, daß es gestattet werden möge, die sogenannten Normalsätze der Apotheker, die bisher zur Nachprüfung der Präzisionsgewichte bei den Apothekenrevisionen dienten, weiterhin als Präzisionsgewichte in den Offizinen zu verwenden, nachdem sie durch die vorgeschriebene zweijährige Wiederholung der Eichung der Präzisionsgewichte entbehrlich und überflüssig geworden sind. Da es sich um eine Verwendung der Gewichte handelt, welche deren Eichung als Präzisionsgewichte voraussetzt, so wird diesem Wunsche nur insoweit nachgegeben werden können, als die Reichsgesetzgebung seiner Gewährung nicht entgegensteht. Es werden also alle diejenigen Normalgewichte anstandslos auch als Präzisionsgewichte in den Offizinen benutzt werden können, die einen der hierzu erforderlichen Eichungsstempel (Präzisions- oder Goldmünzstempel) tragen; auch können alle derartigen Normalgewichte, die inbezug auf Material, Gestalt und sonstige Beschaffenheit den geltenden Vorschriften entsprechen, der Eichung und Nacheichung als Präzisionsgewichte unterzogen und dadurch in den Offizinen verwendbar gemacht werden.

Originalen nach dem Datum geordnet und der Bescheid über die letzte amtliche Besichtigung,
ein **Giftverkaufsbuch** nebst Belegen (Giftscheinen),
wissenschaftliche Bücher für die Fortbildung der Gehilfen und zur Ausbildung von Lehrlingen,
eine **Pflanzensammlung** oder ein Werk mit guten Abbildungen von Pflanzen und Pflanzenteilen.

Vorstehend bezeichnete Bücher usw. und die **Urkunden** über die Befähigung, Betriebs- und Besitzberechtigung, sowie das Arbeitstagebuch **(Elaborationsbuch)**, das Buch mit den Eintragungen über den Empfang und die Abgabe von tierischem **Impfstoff** und die vorhandenen **Rezepte** sind bei Besichtigungen auf Erfordern vorzulegen.

B. Betrieb.

§ 27. In jeder Apotheke müssen die im Arzneiverzeichnis **(Series Medicaminum)** mit einem (*) bezeichneten Mittel stets vorrätig und alle vorhandenen Mittel von vorschriftsmäßiger Beschaffenheit sein. Dieselben Waren in **verschiedener Güte** zu führen, ist dem Apotheker nicht gestattet. Ausgenommen hiervon sind die lediglich zu technischen Zwecken dienenden, als solche unzweideutig bezeichneten Waren.

§ 28. Der Apothekenvorstand ist für die **Güte aller Mittel** verantwortlich, gleichviel, ob er dieselben bezogen oder selbst hergestellt hat[14]; die **Herstellung** darf nur nach Vorschrift des Arzneibuchs stattfinden.

Die selbstbereiteten Mittel sind in ein **Arbeitstagebuch** einzutragen[15]), die gekauften Mittel dagegen nach den Bestimmungen des Arzneibuchs vor Ingebrauchnahme auf Echtheit und Reinheit sorgfältig zu **prüfen.**

§ 29. Der Apothekenvorstand hat fortlaufend die Arzneistoffe, insbesondere die dem Verderben oder der Zersetzung unterliegenden, sorgfältig zu **prüfen** und erforderlichen Falles durch einwandfreie Waren zu ersetzen.

§ 30. Ärztliche Verordnungen **(Rezepte)** sind unter Beobachtung größter Sauberkeit und Sorgfalt ohne Verzug auszu-

---

[14]) Die Verantwortlichkeit für die Güte der Mittel bezieht sich nur auf die offizinellen Arzneimittel. Spezialitäten und Patentarzneien auf ihren Wert zu prüfen, ist der Apotheker nicht verpflichtet, z. T. auch gar nicht imstande. (Urteil des Kammergerichts vom 2. März 1905.)

[15]) Laboratoriumsjournal. Alphabetisch und nach Monaten geordnete Eintragungen in das Arbeitstagebuch sind als zweckentsprechend anzusehen.

führen; vom Arzte als „eilig" bezeichnete gehen anderen Verordnungen vor. Die einzelnen Bestandteile dürfen nicht abgemessen, sondern müssen abgewogen werden.

Die zur Verarbeitung von Giften und von stark riechenden Mitteln bestimmten Geräte dürfen anderweitig nicht benutzt werden.

Ärztliche Verordnungen dürfen von **Lehrlingen** nur unter Aufsicht des Vorstandes oder eines Gehilfen, unter deren Verantwortlichkeit, angefertigt werden.

Für die **Farbe der Signaturen** und die Wiederholung starkwirkender Arzneimittel sind die Bestimmungen des Ministerialerlasses vom 22. Juni 1896 maßgebend.

§ 31. Die **Signatur** muß in deutscher Sprache deutlich und leserlich enthalten:

    a. die Bezeichnung der verabfolgenden Apotheke,
    b. den **Tag** der Herstellung der Arznei,
    c. die Gebrauchsanweisung[16]).

Gebrauchsanweisungen in fremder Sprache sind daneben zulässig. Außerdem müssen die verordneten Bestandteile der Arznei und, wenn aus der Verordnung ersichtlich, auch der Name des Kranken auf der Signatur vermerkt sein[17]).

§ 32. Auf der ärztlichen Verordnung ist sogleich nach der Anfertigung der ausgeschriebene **Name des Anfertigers** und baldigst die **Taxe** leserlich zu vermerken[18]).

---

[16]) Wenn sich eine Gebrauchsanweisung in der ärztlichen Verordnung nicht findet, ist der Apotheker auch nicht verpflichtet, eine Gebrauchsanweisung auf der Signatur zu vermerken. (Erklärung des Geh. Ober-Med.-Rats Dr. Dietrich in der Sitzung des preußischen Apothekerkammerausschusses vom 22. November 1904.)

[17]) Signatur der Arzneien. (Bescheid des Ministers der usw. Medizinalangelegenheiten vom 14. Juli 1902.) Auf die Eingabe vom 30. Juni d. J. erwidere ich, daß die Bestimmungen des letzten Absatzes des § 31 der Apothekenbetriebsordnung vom 18. Februar 1902 dahin auszulegen sind, daß auf der Signatur nicht nur die Bezeichnungen, sondern auch die Gewichtsmengen der verordneten Bestandteile der Arzneien zu vermerken sind. Ein Anlaß, die Bestimmung durch Aufnahme der Worte „und Gewichtsmenge" zu ergänzen, kann hiernach als vorliegend nicht erachtet werden.

[18]) Vermerke des Apothekers auf dem Rezept. (Erlaß des Ministers der usw. Medizinalangelegenheiten vom 3. Juni 1903.) Der § 32 der Apothekenbetriebsordnung vom 18. Februar 1902 schreibt vor, daß auf der ärztlichen Verordnung sogleich nach der Anfertigung der ausgeschriebene Name des Anfertigers zu vermerken ist. Danehen wird bei der Abgabe der Arznei häufig auch ein Stempel mit der Firma der Apotheke auf die Verordnung aufgedruckt. Hierbei ist in letzter Zeit be-

Auf ärztlichen Verordnungen, welche aus öffentlichen oder Krankenkassen (Krankenversicherungsgesetz in der Fassung vom 10. April 1892, Reichsgesetzblatt S. 379) bezahlt werden, ist die Taxe für die Mittel, Arbeiten, Gefäße usw. nach den Einzelpreisen auszuwerfen[19]).

§ 33. Wenn der Apotheker in einer ärztlichen Verordnung einen **Verstoß** gegen die bestehenden Vorschriften oder einen Irrtum zu finden glaubt, so muß er darüber den verordnenden Arzt mündlich oder in einem verschlossenen Briefe verständigen. Besteht der Arzt auf Anfertigung seiner Verordnung, so kann der Apotheker dieselbe zwar auf dessen Verantwortung anfertigen, ist aber verpflichtet, dem Kreisarzt sogleich Anzeige zu machen, oder, wenn dieser die Arznei verordnet haben sollte, die Verordnung dem Regierungspräsidenten zur Prüfung durch den Regierungs- und Medizinalrat einzusenden. Ist der verordnende Arzt nicht zu erreichen, so ist bei Überschreitung der Maximaldosen die vorgeschriebene Grenze herzustellen und dem Arzte tunlichst bald Kenntnis davon zu geben. Unleserlich geschriebene Verordnungen dürfen ohne Aufklärung durch den Arzt nicht angefertigt werden. Es ist nicht gestattet, **für ein verschriebenes Arzneimittel ein anderes** zu verwenden.

§ 34. Arzneien, welche **nicht von approbierten Ärzten** verschrieben sind, dürfen nur dann angefertigt werden, wenn dieselben lediglich aus solchen Mitteln bestehen, welche auch im Handverkauf abgegeben werden dürfen (Ministerial-Erlaß vom 22. Juni 1896).

§ 35. Die in den Apotheken befindlichen **ärztlichen Verordnungen** dürfen anderen Personen als dem verordnenden Arzte, dem Kranken und dessen Beauftragten oder Vertreter weder gezeigt, noch in Ur- oder Abschrift verabfolgt werden.

---

obachtet worden und hat auch in einem mir bekannt gewordenen Falle gelegentlich der Erneuerung eines solchen Rezeptes einen folgenschweren Irrtum herbeigeführt, daß diese Vermerke zuweilen in den Text der Verordnung derart hineingeschrieben und gedruckt werden, daß die Angaben des Arztes nicht mehr deutlich zu lesen sind.

Dies gibt mir Veranlassung, zur künftigen Beachtung anzuordnen, daß alle Vermerke des Apothekers so anzubringen sind, daß der Text der ärztlichen Niederschrift durch dieselben nicht berührt oder verdeckt wird. Insbesondere wird es sich bei Mangel an genügendem Raume empfehlen, die Apothekenstempel der Rückseite der Verordnung aufzudrucken.

[19]) Seit Inkrafttreten der deutschen Arzneitaxe (1. April 1905) ist durch Ziffer 20 derselben die Verpflichtung des Apothekers zum Vermerk des Arzneipreises nach seinen Einzelansätzen auf alle Rezepte, also auch Privatrezepte, ausgedehnt.

B. Betrieb.

§ 36. Der Verkehr mit **Geheimmitteln** regelt sich nach den hierüber bestehenden Bestimmungen[20]).

§ 37. Die **Ausübung der Heilkunst** ist den Apothekern untersagt. Bei lebensgefährlichen Verletzungen, Vergiftungen oder besonders eiligen Notfällen ist es dem Apotheker ausnahmsweise gestattet, mangels rechtzeitiger ärztlicher Hilfe die von ihm für zutreffend erachteten Mittel abzugeben. Er hat aber dafür zu sorgen, daß beim Eintreffen eines Arztes diesem sofort genaue Mitteilung gemacht werde.

Einfache, die Anwendung eines Mittels erläuternde, kurze Anweisung zu geben, ist gestattet.

§ 38. Es ist den Apothekern untersagt, mit Ärzten oder anderen Personen, welche sich mit der Behandlung von Krankheiten befassen, über die Zuwendung von Arzneiverordnungen **Verträge** zu schließen oder denselben dafür Vorteile zu gewähren, oder Arzneien anzufertigen, deren Bestandteile durch **erdichtete, unverständliche Ausdrücke** bezeichnet sind.

§ 39. **Nebengeschäfte** dürfen Apotheker nur mit Genehmigung des Regierungspräsidenten, und zwar in besonderen, von den Apothekenräumen getrennten und mit eigenem Eingang versehenen Gelassen treiben[21]).

---

[20]) Die betreffenden Bestimmungen sind in dem Ministerialerlaß vom 8. Juli 1903 über den Verkehr mit Geheimmitteln enthalten.

[21]) Nebengeschäfte der Apotheker. (Erlaß des Ministers der usw. Medizinalangelegenheiten vom 11. Januar 1898.) Der § 39 der Vorschriften über die Einrichtung und Betrieb der Apotheken usw. vom 16. Dezember 1893 trifft schon nach seiner Fassung den vorliegenden, die bisher X.sche Apotheke hierselbst betreffenden Fall nicht. Einem Apotheker wird im Hinblick auf § 3 der Reichsgewerbeordnung im allgemeinen nicht verboten werden können, neben dem Apothekenbetriebe sich noch anderweitige Betriebsquellen auf gewerblichem Gebiete zu verschaffen. Ebenso wie ein Apotheker Eigentümer eines Rittergutes sein kann, wird er auch Eigentümer eines Drogengeschäftes sein dürfen, vorausgesetzt, daß er den Betrieb der Apotheke persönlich leitet und die Nebengeschäfte durch Bevollmächtigte besorgen läßt. Dies schließt jedoch das Recht der Behörde nicht aus, wenn im Einzelfalle gegründete Veranlassung vorliegt, anzunehmen, daß dem ordnungsmäßigen Apothekenbetriebe aus dem Betriebe eines zweiten Geschäftes Nachteile erwachsen werden, dem Bewerber um die Konzession einer Apotheke die Aufgabe des zweiten Geschäftes als Bedingung vorzuschreiben. Dies gilt nicht nur von Neukonzessionierungen, sondern auch von der Bestätigung eines präsentierten Geschäftsnachfolgers. § 3 der Reichsgewerbeordnung steht in diesem Punkte nicht entgegen, da die Errichtung von Apotheken — die Präsentation eines Geschäftsnachfolgers gehört auch hierher — sich in Gemäßheit des § 6 a. a. O. nach Landesrecht regelt.

§ 40. Apothekern, welche ihre Apotheke ohne Gehilfen betreiben, kann auf ihren Antrag durch den Regierungspräsidenten widerruflich gestattet werden, während bestimmter Stunden sich **aus der Apotheke zu entfernen,** wenn Fürsorge getroffen ist, daß im Bedarfsfalle der Apotheker innerhalb einer Stunde zurückgerufen werden kann. In Orten mit zwei oder mehreren Apotheken kann nach Vereinbarung unter den Apothekenvorständen mit Zustimmung des Regierungspräsidenten an den **Sonntagen und Feiertagen** abwechselnd ein Teil der Apotheken geschlossen werden. Durch öffentliche Bekanntmachung am Ort und Aushang in der Apotheke ist die erteilte Genehmigung zur allgemeinen Kenntnis zu bringen.

§ 41. Der Apothekenvorstand ist verpflichtet, jede **Behinderung in der Leitung** der Apotheke, wenn sie die Dauer von 3 Tagen übersteigt, unter Benennung des Vertreters dem Kreisarzt rechtzeitig anzumelden. Bei Abwesenheit oder Behinderung des Vorstandes bis zu 14 Tagen kann die Vertretung durch einen Gehilfen, bei längerer Dauer muß sie durch einen approbierten Apotheker ausgeübt werden. Kein Apothekenvorstand darf ohne Genehmigung des Regierungspräsidenten länger als 3 Monate im Zusammenhang und während eines Jahres nicht mehr als 4 Monate in der Leitung der Apotheke vertreten werden[22]).

C. Personal.

§ 42[23]). Jeder Apothekenvorstand kann soviel **Lehrlinge,** als er Gehilfen hat, zur Ausbildung annehmen. Wer keinen Gehilfen hält, kann einen Lehrling ausbilden, bedarf aber hierzu der Erlaubnis des Regierungspräsidenten, welche widerruflich ist. In Zweigapotheken dürfen Lehrlinge nicht ausgebildet oder beschäftigt werden.

---

[22]) Bestätigung eines Apothekenverwalters durch die Regierung nicht erforderlich. (Urteil des Reichsgerichts vom 7. Juni 1899.) Für das Recht, das die Bezirksregierungen neuerdings in Anspruch nehmen, jeden Apothekenverwalter besonders zu bestätigen, fehlt es an einer gesetzlichen Unterlage. Zur Einsetzung eines Apothekenverwalters ist die Genehmigung der Regierung nicht erforderlich, vielmehr ist jeder Apothekenbesitzer auf Grund des § 45 der Gewerbeordnung berechtigt, einen qualifizierten Stellvertreter ohne Genehmigung der Regierung einzusetzen. Die Regierung kann nur den Nachweis verlangen, daß der betreffende Apotheker im Besitz der Approbation sich befindet (qualifiziert ist); ist dieser Nachweis geliefert, dann ist die Stellvertretung rechtsgültig eingesetzt.

[23]) §§ 42 und 43 in der Fassung des Erlasses des Ministers der usw. Medizinalangelegenheiten vom 27. August 1903.

§ 43. Wer als Lehrling in eine Apotheke eintreten will, hat vorher ein von dem zuständigen Kreisarzt auf Grund 1. des Zeugnisses über die in Gemäßheit der Bekanntmachung des Reichskanzlers vom 5. März 1875 § 4 No. 1[24]) erforderliche wissenschaftliche Vorbildung, 2. des Revaccinationsscheines, 3. des selbstgeschriebenen Lebenslaufes ausgestelltes **Zulassungszeugnis** dem Apothekenvorstand vorzulegen. Aus dem Zeugnis muß auch der Tag des Eintritts in die Apotheke ersichtlich sein. Ohne dieses Zeugnis darf kein Apothekenvorstand einen Lehrling annehmen.

Ein Lehrling, welcher während der Lehrzeit die **Lehrstelle wechselt,** hat von dem für die neue Lehrstelle zuständigen Kreisarzt das Zulassungszeugnis genehmigen zu lassen. In dem Abgangszeugnis aus der früheren Stelle ist der Grund des Abganges von dem Lehrherrn anzugeben. Ohne ein so ergänztes Zulassungszeugnis darf kein Lehrling von einem anderen Lehrherrn angenommen werden.

§ 44. Der Apothekenvorstand ist für die sachgemäße **Ausbildung des Lehrlings** verantwortlich. Er hat für die erforderlichen Lehrmittel zu sorgen, dem Lehrling hinreichend geschäftsfreie Zeit zum Studium, im Sommer zum Sammeln von Pflanzen, zu gewähren, die Anlegung und Ordnung der Pflanzensammlung zu überwachen, sowie selbst oder durch einen Gehilfen den Lehrling in den praktischen Arbeiten zu unterweisen und für die Eintragung des Verlaufes dieser Arbeiten in das Arbeitsbuch Sorge zu tragen.

§ 45. Einem Apothekenvorstand, welcher seine Pflichten als Lehrherr nicht erfüllt oder sich anderweitig in sachlicher oder sittlicher Beziehung unzuverlässig erweist, kann die **Befugnis, Lehrlinge auszubilden,** durch den Regierungspräsidenten auf Zeit oder dauernd entzogen werden.

§ 46. Die Ausbildung des Lehrlings untersteht der **Aufsicht des zuständigen Kreisarztes,** welcher alljährlich gelegentlich der vorgeschriebenen Apothekenmusterung sich von den Kenntnissen und Fortschritten der Lehrlinge zu überzeugen hat. Zu dem Zwecke hat er auch die Pflanzensammlung, sowie das Arbeitsbuch derselben zu besichtigen und die Handschriften auf ihre Deutlichkeit zu prüfen.

Die über den gesamten Vorgang aufzunehmende Verhandlung wird von dem Kreisarzt und dem Lehrherrn unter-

---

[24]) Jetzt: Prüfungsordnung für Apotheker vom 18. Mai 1904, § 6, Nr. 1.

schrieben, bei günstigem Ergebnis der kreisärztlichen Registratur einverleibt, im entgegengesetzten Falle aber dem Regierungspräsidenten eingereicht.

§ 47. Über die **Prüfung als Gehilfe** und die weitere Ausbildung zum Apotheker enthalten die Bekanntmachungen des Reichskanzlers vom 5. März und 13. November 1875 (Zentralblatt f. d. D. R. 1875, S. 167 und 761) die näheren Bestimmungen[25]).

Apothekergehilfen, welche diesen Bestimmungen nicht genügt haben, dürfen in Apotheken nicht tätig sein. Ausnahmen sind in Gemäßheit der Bekanntmachung des Reichskanzlers vom 12. Februar 1902 (Zentralblatt f. d. D. R. 1902, S. 23)[26]) zulässig.

§ 48. Der Apothekenvorstand ist verpflichtet, jeden **Eintritt und Austritt eines Lehrlings**, sowie den Eintritt und den Abgang jedes **Gehilfen** unter Beifügung des Gehilfenzeugnisses oder der Approbation, und bei der Entlassung des Entlassungszeugnisses behufs amtlicher Beglaubigung desselben dem Kreisarzt binnen 8 Tagen nach dem Eintritt oder beim Abgang anzuzeigen. Das **Entlassungszeugnis** muß eine entsprechende Erklärung enthalten, wenn die Beschäftigung des Gehilfen in der Apotheke nur eine aushilfsweise, auf Tage oder Stunden beschränkte, war.

Anderes, als das **bei dem Kreisarzt angemeldete Personal** darf in den Apotheken nicht beschäftigt werden.

D. Zweig-, Krankenhaus- und ärztliche Haus-Apotheken.

§ 49. Für eine **Zweig-**, wie für eine **Krankenhausapotheke** genügt eine vorschriftsmäßig, entsprechend den örtlichen Verhältnissen eingerichtete Offizin mit einem Vorratsraum, in welchem auch kleinere Arbeiten vorgenommen werden können.

§ 50. Sämtliche Arzneimittel einer Zweigapotheke müssen aus der **Stammapotheke** bezogen werden, deren Vorstand für die Beschaffenheit und Güte der Arzneimittel der Zweigapotheke verantwortlich bleibt.

Für Krankenhausapotheken, in welchen kein approbierter Apotheker tätig ist, sowie für die ärztlichen Hausapotheken

---

[25]) Jetzt: Prüfungsordnung für Apotheker vom 18. Mai 1904 (Zentralblatt für das Deutsche Reich 1904, S. 150).

[26]) Dieselbe lautet: „Der Reichskanzler wird ermächtigt, in Übereinstimmung mit der zuständigen Landeszentralbehörde in besonderen Fällen Personen, welche die Prüfung der Apothekergehilfen im Inlande nicht abgelegt haben, mit Rücksicht auf eine im Auslande abgelegte gleichartige Prüfung ausnahmsweise in einer deutschen Apotheke als Apothekergehilfen zuzulassen"

müssen sämtliche Arzneimittel **aus einer Apotheke im Deutschen Reich** entnommen werden[27]).

§ 51. Für **ärztliche Hausapotheken** ist in einem besonderen tageshellen, nur für diesen Zweck zu verwendenden Raume ein verschließbarer Schrank mit Fächern und Schiebekästen aufzustellen, welche die vorschriftsmäßige Absonderung der sehr vorsichtig aufzubewahrenden Mittel ermöglichen; außerdem müssen sich hier befinden: das erforderliche Arbeitsgerät an präzisierten Wagen und Gewichten, Mörsern usw., ein Arbeitstisch mit Schiebekästen, sowie ein Handdampfkocher mit Zinn- und Porzellan-Infundierbüchse.

Ebenso müssen das Arzneibuch, die Arzneitaxe, die Bestimmungen über Hausapotheken, das Belagbuch über den Einkauf der Arzneimittel und ein Tagebuch zum Eintragen der Verordnungen nebst deren Taxpreisen, sowie die Genehmigung zum

---

[27]) Vorrätighalten und Abgabe von Arzneien in Krankenhäusern usw. (Verfügung des Regierungspräsidenten zu Cassel vom 12. Februar 1894.) I. Krankenhäuser und andere Anstalten, in denen kein approbierter Apotheker tätig ist, sind, wie jedermann, befugt, ohne besondere Genehmigung gewisse Arzneien für den Hausbedarf vorrätig zu halten (Hausapotheke), müssen dieselben aber
1. sämtlich aus einer Apotheke im Deutschen Reich entnehmen und dürfen
2. nur die gangbarsten einfachen Drogen und Präparate, die in einer Apotheke zubereitet oder dispensiert sind, oder die ohne weitere Zubereitung abgegeben werden können (wie Kräuter, Öle, Salben, Salze, Tinkturen u. dergl.), jedoch nur in verschlossenem Raume oder Schranke (mit Brettertür) vorschriftsmäßig bezeichnet und aufgestellt vorrätig halten (pro statione) bezw. an die einzelnen Kranken in der Anstalt selbst (nicht aber an außerhalb derselben Wohnende) durch den Hausarzt verteilen lassen.

Jede Zubereitung bezw. Dispensierung zusammengesetzter Arzneiformen darf nur auf jedesmalige ärztliche Verordnung und nur in einer Apotheke erfolgen.

II. Krankenhäuser und andere Anstalten, welche Arzneien für den Hausbedarf selbst zubereiten und dispensieren lassen wollen (Dispensieranstalt), bedürfen hierzu meiner Genehmigung.

Dieselbe wird nur widerruflich und unter besonderen Bedingungen erteilt, je nachdem ein approbierter Apotheker oder eine hierzu besonders geprüfte Pflegeschwester in der Anstalt tätig ist.

III. Sowohl die Hausapotheken (I.) als auch die Dispensieranstalten (II.) stehen unter der besonderen Aufsicht meiner Bevollmächtigten sowie des zuständigen königlichen Kreisphysikus, welche dieselben unvermutet zu besichtigen und über etwa vorgefundene Ungehörigkeiten mir zu berichten haben.

D. Zweig-, Krankenhaus- und ärztliche Haus-Apotheken.

Halten einer Hausapotheke und die Apothekenbetriebsordnung vorhanden sein.

Die Genehmigung zur Einrichtung einer **Krankenhausapotheke,** sowie zum Halten einer **ärztlichen Hausapotheke** wird von dem Regierungspräsidenten auf Antrag nach Prüfung der Verhältnisse widerruflich erteilt; derselbe stellt nach Anhörung des Regierungs- und Medizinalrats das Verzeichnis der für eine ärztliche Hausapotheke zulässigen Arzneimittel fest. Die Entscheidung über die in einer Krankenhausapotheke vorrätig zu haltenden Arzneimittel ist dem Vorstande des Krankenhauses überlassen[28][21]).

---

[28]) Hausapotheken bei den Strafanstalten. (Erl. des Ministers der usw. Medizinalangelegenheiten und des Ministers des Innern vom 12. Mai 1903.) Bei den Strafanstalten und größeren Gefängnissen in der Verwaltung des Innern sind Hausapotheken einzurichten, in denen Arzneimittel vorrätig zu halten sind, welche in größerer Menge gebraucht werden und dem Verderben nicht ausgesetzt sind. Die Regierungspräsidenten können, nach Anhörung des Regierungs- und Medizinalrats, bestimmen, welche Arzneimittel hierfür zu beschaffen sind.

Derartige Einrichtungen sind als ärztliche Handapotheken anzusehen und zu behandeln. Als solche bedürfen sie keiner Musterung durch die Kreisärzte, es genügt, wenn der Regierungs- und Medizinalrat bei den jährlichen Revisionen der sanitären Einrichtungen der Anstalt diese Handapotheken besichtigt.

Die Arzneivorräte sind in geeigneten, festen, deutlich bezeichneten Behältnissen in zweckentsprechenden Schränken übersichtlich geordnet aufzustellen. Ein besonderes Zimmer für diese Schränke ist nicht überall erforderlich, vielmehr kann die Aufstellung im Dienstzimmer des Arztes oder Lazarettaufsehers erfolgen.

Starkwirkende Arzneimittel (Tabelle C des D. A.-B. IV) sind stets unter Verschluß des Arztes zu halten und dürfen nur von diesem abgegeben werden.

Die Anfertigung einfacher Lösungen in den Handapotheken zum Gebrauche für die Anstaltsinsassen ist gestattet. Die Arzneizubereitungen müssen aber in der Regel auf den Namen des einzelnen Kranken aus einer öffentlichen Apotheke verschrieben werden.

Für den Bezug der Arzneien und Drogen sowie für den Abschluß von Verträgen bleibt mein, des Ministers des Innern, Erlaß vom 24. Dezember 1899 (Verord.-Bl. f. d. Strafanstaltsverw. S. 147) maßgebend.

[29]) Dispensation von Arzneimitteln durch Ärzte. a. (Urteil des Kammergerichts vom 7. Mai 1900.) In dem Urteil wird ausgeführt, daß die dem freien Verkehr überlassenen Arzneimittel nach der kaiserlichen Verordnung vom 27. Januar 1890 in Verbindung mit § 6 Abs. 2 der Gew.-Ordn. von jeder Person verkauft werden dürfen und daß durch die hierdurch erfolgte reichsgesetzliche umfassende Regelung des Verkehrs mit Arzneien auch die entgegenstehenden landesrechtlichen Bestimmungen,

E. Homöopathische Apotheken und ärztliche homöopathische Hausapotheken.

§ 52. Wenn in Verbindung mit einer Apotheke **homöopathische Mittel** in einem Schrank vorrätig gehalten werden, so ist derselbe in einem besonderen, gut belichteten Raume aufzustellen.

Handelt es sich nach dem Ermessen des Regierungspräsidenten um eine vollständige **homöopathische Apotheke,** so muß dieselbe in einem nur für diesen Zweck zu verwendenden hellen Raume ordnungsmäßig eingerichtet sein [30]).

Die Urstoffe und Urtinkturen, sowie Verreibungen und Verdünnungen bis einschließlich der dritten Dezimal-Potenz müssen nach Maßgabe der Bestimmungen des Arzneibuchs über milde und vorsichtig aufzubewahrende Mittel (Tab. C) voneinander getrennt aufgestellt, die Gifte (Tab. B) mit Giftwage und Löffel in einem verschlossen zu haltenden, als solches bezeichneten Giftbehältnis verwahrt werden; auch muß ein mit der Aufschrift „Gift" oder „Tab. B" oder „Venena" bezeichneter Mörser vor-

---

die den Verkauf gewisser Stoffe und Präparate den Ärzten verbieten und nur den Apothekern gestatten, wie z. B. § 14 der Apothekerordnung vom 11. Oktober 1801 und § 460 II, 8, A. L.-R., aufgehoben seien. Mit der Freigabe der nicht in den Verzeichnissen A und B der kaiserlichen Verordnung aufgeführten Mittel zum Verkauf für jedermann stehe auch dem Arzt deren Abgabe frei.

b. (Urteil des Reichsgerichts vom 16. Juni 1900.) Ein unerlaubtes „Überlassen" von Gift oder Arzneien an andere im Sinne des § 367 No. 3 Str.-G.-B. liegt nicht vor, wenn die gedachten Stoffe bei der Behandlung von Patienten verwendet werden und nicht auch nach der Verwendung bei der Behandlung der Kranken ihre sachliche Selbständigkeit behalten und der weiteren Verfügung der Kranken unterliegen.

[30]) Zum Begriff „Homöopathische Arzneimittel". (Urteil des Bayerischen Obersten Landesgerichts vom 31. März 1903.) Sofern innere Mittel in Betracht kommen, sind als homöopathische Arzneien oder Heilmittel nur solche anzusehen, die nach den Lehren der Homöopathie, nämlich nach den Vorschriften hergestellt werden, nach welchen Hahnemann und seine Nachfolger oder Mitarbeiter auf dem Felde der Arzneimittellehre ihre Arzneien hergestellt haben. Hiernach sind die Grundsätze maßgebend, daß zur Anfertigung der Medikamente nur ein Stoff verwendet werden darf, bei welchem genau die Potenz der Verdünnung usw. angegeben sein muß, daß kein Stoff unverdünnt usw. hergegeben werden darf, und daß kein Stoff, der eine starke Wirkung hervorrufen würde, als Arznei verordnet werden darf, daß also Form und Dosis des Arzneimittels neben der Einheitlichkeit des Stoffes wesentliche Kriterien des homöopathischen Heilmittels sind.

handen sein. Die Bezeichnung der Standgefäße unterliegt den Bestimmungen des Ministerial-Erlasses vom 22. Juni 1896. Ein Arbeitstisch, Dispensiergeräte und ein **homöopathisches Arzneibuch** müssen vorhanden sein.

Die ärztlichen **homöopathischen Hausapotheken** müssen ebenfalls in einem lediglich diesem Zwecke dienenden, gut belichteten Raume aufgestellt sein. Ein homöopathisches Arzneibuch, die Arzneitaxe und die gesetzlichen Bestimmungen über homöopathische Hausapotheken, sowie die ärztliche Approbation und die Genehmigung zum Halten einer homöopathischen Hausapotheke müssen vorhanden sein. Der Arzt hat in seinem Krankentagebuch entsprechende Vermerke über Menge, Inhalt und Taxpreise der abgegebenen Mittel zu machen.

Schlußbestimmungen.

§ 53. Die Befugnisse, welche in diesen Vorschriften dem Regierungspräsidenten zugewiesen sind, werden innerhalb des der Zuständigkeit des Polizeipräsidenten zu Berlin unterstellten Bezirks von dem letzteren ausgeübt[31]).

§ 54. Die vorstehende Betriebsordnung tritt mit dem 1. März 1902 in Kraft[32])[33]). Mit demselben Tage treten die Vor-

---

[31]) **Strafgewalt der Regierung über die Apotheke.** (Rechtsgrundsätze des Oberverwaltungsgerichts aus einer Entscheidung vom 29. Juni 1898.) Den zur Aufsicht über die Apotheken berufenen Polizeibehörden steht zwar zu dem Zweck, die Besitzer der Apotheken zu einer den Gesetzen und sonstigen rechtsgültigen Verordnungen entsprechenden Geschäftsführung zu nötigen, die Anwendung in §§ 132 ff. des Gesetzes über die allgemeine Landesverwaltung vorgesehenen Zwangsbefugnisse zu, d. h. sie dürfen ihnen zur Erreichung dieses Zweckes unter Androhung von Zwangsmitteln und gegebenen Falls auch von Strafen bestimmte Handlungen und Unterlassungen und insbesondere die Abstellung der bei den Revisionen festgestellten Unregelmäßigkeiten aufgeben, dagegen läßt sich aus der Polizeigewalt die Befugnis zur Verhängung von Strafen, weil in der Vergangenheit die Geschäftsführung den bestehenden Vorschriften nicht entsprochen hat, nicht herleiten. Dazu bedurfte es eines die Polizeibehörden hierzu ermächtigenden Gesetzes und hieran fehlte es. Ein auf Grund dieses Urteils ergangener und hiermit konformer Min.-Erlaß vom 21. Januar 1902 ist abgedruckt in Pharm. Ztg. 1902 No. 16.

[32]) **Rechtsgültigkeit der Apothekenbetriebsordnung in den neuerworbenen preußischen Landesteilen.** (Entscheidung des Oberverwaltungsgerichts vom 29. Juni 1898.) Im Regbz. Wiesbaden hatte ein Apotheker, dem die Aufsichtsbehörde auf Grund der Betriebsordnung vom 16. Dezember 1893 das Recht zum Halten von Lehrlingen entzogen hatte, die Rechtsgültigkeit dieser Verordnung bestritten.

schriften über Einrichtung und Betrieb der Apotheken, Zweig- (Filial-) Apotheken, Krankenhausapotheken (Dispensieranstalten) und ärztlichen Hausapotheken, sowie die Anweisung zur amtlichen Besichtigung der Apotheken vom 16. Dezember 1893 außer Kraft.

Berlin, den 18. Februar 1902.

Der Minister der geistlichen, Unterrichts- und Medizinalangelegenheiten.

Studt.

Auf seine Klage hat das Oberverwaltungsgericht (III. Senat) dahin erkannt, daß die Aufsichtsbehörde zur Entziehung der Befugnis, Apothekerlehrlinge auszubilden, nur da berechtigt ist, wo die gesetzlich gültigen Apothekerordnungen ihr ein solches Recht einräumen; ist dies nicht der Fall, so steht ihr eine solche Berechtigung nicht zu und kann ihr auch nicht durch ministerielle Bestimmungen (§§ 42 und 43 der Vorschriften vom 16. Dezember 1893) eingeräumt werden. Aus den Gründen:

„Wenn auch durch die Verordnung vom 13. Mai 1867, wie der I. Senat des Gerichtshofes in den Urteilen vom 6. Juli 1894 (Preußisches Verwaltungsblatt Jahrgang 16, Seite 433) und vom 13. Dezember 1895 (Entscheidungen des Oberverwaltungsgerichts Band XXIX Seite 129) angenommen, dem Minister die Befugnis hat zugestanden werden sollen, sich die ihm für die alten Provinzen gebührende Zuständigkeit auf dem Gebiete des Unterrichts- und Medizinalwesens einschließlich der Medizinalpolizei auch für die neuen Provinzen selbst unter Änderung der für diese Provinzen geltenden Gesetze im Verordnungswege beizulegen, so hat diese Befugnis doch, worin dem I. Senat beizutreten ist, mit der am 1. Oktober 1867 erfolgten Einführung der Verfassungsurkunde in diesen Provinzen jedenfalls insoweit ihre Bedeutung verloren, als seitdem Landesgesetze und ihnen gleichstehende Landesherrliche Verordnungen, Edikte usw. nur auf verfassungsmäßigem Wege aufgehoben und abgeändert werden können und Anordnungen, zu denen der Minister nicht kraft seines Amtes ermächtigt ist, nicht anders als im Wege der Gesetzgebung ergehen können".

[33]) Der rechtliche Charakter der Betriebsordnung ist vom Kammergericht (Urteil vom 25. Juli 1901) dahin festgestellt worden, daß dieselbe als eine Verordnung im Sinne des § 367, Ziffer 5 des Str.-G.-B. anzusehen ist.

Anweisung für die amtliche Besichtigung der Apotheken.

Allgemeines.

§ 1. Jede Apotheke, Zweig-, Krankenhaus- wie ärztliche Hausapotheke ist innerhalb dreier Jahre mindestens einer amtlichen, vorher geheim zu haltenden Besichtigung in unregelmäßigen Zwischenfristen, jede neu errichtete Apotheke vor, jede verlegte nach der Eröffnung des Betriebes möglichst bald, nachdem die Fertigstellung der Einrichtung dem Regierungspräsidenten angezeigt ist, einer amtlichen Besichtigung zu unterziehen.

§ 2. Die Besichtigung wird von Bevollmächtigten des Regierungspräsidenten, nämlich dem zuständigen Regierungs- und Medizinalrate, welcher ausnahmsweise durch einen Kreisarzt vertreten werden kann, und mindestens einem für diesen Zweck und auf die Geheimhaltung des Besichtigungstermins verpflichteten Apothekenbesitzer ausgeführt.

§ 3. Beim Ausscheiden eines der zurzeit tätigen pharmazeutischen Bevollmächtigten fordert der Regierungspräsident den Vorstand der Apothekerkammer auf, nach Anhörung der Apothekenbesitzer des Regierungsbezirkes drei bis fünf Apotheker des Bezirkes zur Auswahl eines oder mehrerer pharmazeutischer Bevollmächtigten binnen einer Ausschlußfrist in Vorschlag zu bringen. Werden sämtliche Vorschläge beanstandet, so ist die Aufforderung zu wiederholen; werden auch die neuen Vorschläge verworfen, so bestimmt der Regierungspräsident nach Anhörung des Regierungs- und Medizinalrats die Bevollmächtigten. Als pharmazeutische Bevollmächtigte sind nur Apothekenbesitzer zuzuziehen, deren Apotheke sich dauernd in gutem Zustande befindet. Mit Genehmigung des Ministers der Medizinal-Angelegenheiten kann ausnahmsweise ein früherer Apothekenbesitzer als pharmazeutischer Bevollmächtigter berufen werden.

§ 4. Die Bevollmächtigten bilden eine Kommission und handeln gemeinschaftlich unter gleicher Verantwortlichkeit für jeden Einzelbefund.

§ 5. Ein Besichtigungsplan für das Jahr wird nicht vorweg aufgestellt. Der Regierungspräsident erteilt dem Regierungs- und Medizinalrat zur Vornahme der Apothekenbesichtigungen eine schriftliche Ermächtigung für den dreijährigen oder einen längeren Zeitraum. Der Regierungs- und Medizinalrat ist für Erledigung aller Besichtigungen innerhalb dreier Jahre verantwortlich. Nahe beieinander gelegene Apotheken dürfen nicht in unmittelbarer Reihenfolge besichtigt werden.

§ 6. Der Kreisarzt und der Apothekenbesitzer dürfen an ihrem Wohnort keine Besichtigung ausführen, nur in Städten mit mehr als 100000 Einwohnern können die Besichtigungen dem Kreisarzt übertragen werden; auch darf ein dort ansässiger Apothekenbesitzer als pharmazeutischer Bevollmächtigter mitwirken, jedoch nicht bei der Besichtigung der seiner eigenen Apotheke zunächst belegenen Apotheke.

§ 7. Zu jeder Besichtigung ist der zuständige Kreisarzt vertraulich einzuladen; er hat, falls nicht triftige Gründe ihn hindern, zu erscheinen, wenn eine Apotheke an seinem Wohnorte besichtigt wird.

Die Besichtigung.

§ 8. Die Besichtigung soll in der Regel bei Tageslicht nicht vor 8 Uhr vormittags stattfinden und mit einem kurzen Rundgange durch sämtliche Geschäftsräume beginnen, damit die Bevollmächtigten Gelegenheit haben, zunächst einen allgemeinen Überblick über die Geschäftsführung in den einzelnen Räumen, insbesondere betreffs der Ordnung und der Sauberkeit zu gewinnen und etwaige Betriebsunregelmäßigkeiten festzustellen.

§ 9. In demjenigen Raume, in welchem beim Rundgange Vorschriftswidrigkeiten bemerkt worden sind, beginnt nach beendetem Rundgange die eingehende Besichtigung, sonst in der Offizin. Hier, wie in allen Vorratsräumen müssen die Arzneimittel, welche einer chemischen oder physikalischen Prüfung nicht unterliegen, genau nach ihren sinnlich wahrnehmbaren Eigenschaften auf ihre Güte und Brauchbarkeit geprüft, die unbrauchbaren ausgeschieden und, soweit sie nicht durch Umarbeiten wieder brauchbar gemacht werden können, unter Zustimmung des Apothekenvorstandes sofort in Gegenwart der Bevollmächtigten vernichtet werden. Falls der Apothekenvorstand Einspruch gegen die Beanstandung einer Ware erhebt, ist dieselbe unter Dienstsiegel des bevollmächtigten Medizinalbeamten und Privatsiegel des Apothekenvorstandes dem Regierungspräsidenten zur Entscheidung zu überreichen. Mit vorschriftswidrig vorrätig gehaltenen Arzneibereitungen ist in gleicher Weise zu verfahren.

§ 10. Das Umarbeiten von Arzneimitteln, welche wieder brauchbar gemacht werden können, ist tunlichst während der Anwesenheit der Bevollmächtigten vorzunehmen. Wenn sich das sofortige Umarbeiten als nicht ausführbar erweist, so ist Vorsorge zu treffen, daß ein Verkauf oder Verbrauch der als unbrauchbar ausgeschiedenen Waren ausgeschlossen wird. Minderwertige Waren dürfen, abgesehen von den lediglich zu technischen Zwecken dienenden, nicht geduldet werden.

§ 11. Die Besichtigung erfolgt nach Maßgabe der Vorschriften der Apothekenbetriebsordnung; dabei ist aber in jedem Falle den besonderen Verhältnissen entsprechend Rechnung zu tragen.

§ 12. In jeder Apotheke müssen gefordert werden: tadellose Arzneimittel, Ordnung und Sauberkeit.

§ 13. Besondere Aufmerksamkeit ist den zur Aufbewahrung von überschießenden Vorräten bestimmten Räumen und Behältnissen zu widmen; auch diese müssen ordentlich gehalten sein.

§ 14. Der bevollmächtigte Medizinalbeamte prüft die Bescheinigungen über die Richtigkeit der Wagen und Gewichte, die Taxierung von mindestens zehn herausgegriffenen ärztlichen Verordnungen, die Personalien des Apothekenvorstandes, der Gehilfen und der Lehrlinge und nimmt das Verhandlung über die Besichtigung nach dem beigefügten*) Muster auf, welchem weitere Bemerkungen der Bevollmächtigten, soweit erforderlich, hinzuzufügen sind. Der pharmazeutische Bevollmächtigte führt die chemische und physikalische Prüfung der dazu geeigneten, im Arzneiverzeichnis mit einem Stern bezeichneten, sowie auch anderer vorrätiger, namentlich solcher Mittel, welche erfahrungsgemäß oft verfälscht werden oder verderben, nach Vorschrift des Arzneibuches aus. Beanstandungen werden in die Verhandlung eingetragen.

§ 15. Der Apothekenvorstand hat folgende Bücher und Papiere auf Erfordern vorzulegen:
1. das Arzneibuch für das Deutsche Reich,
2. die Arzneitaxe und die vorhandenen ärztlichen Verordnungen des laufenden Jahres,
3. die reichs- und landesgesetzlichen, sowie die reglementarischen Bestimmungen über das Apothekenwesen,
4. die in einem Aktenhefte vereinigten, auf die Apotheke bezüglichen behördlichen Verfügungen in Druckexemplaren oder Originalen nach dem Datum geordnet und den Bescheid über die letzte amtliche Besichtigung,

---

*) Anlage I.

5. die eichamtlichen Bescheinigungen über die Nachprüfung der Wagen und Gewichte,
6. die Urkunden über die Betriebs- und Besitzberechtigung,
7. die Approbation und den Vereidigungsnachweis,
8. das Arbeitstagebuch,
9. das Giftverkaufsbuch nebst den Belegen (Giftscheine),
10. das über den Empfang und die Abgabe von tierischem Impfstoff geführte Buch,
11. die vorhandenen Unterrichtsmittel, einschließlich einer Pflanzensammlung oder guter Abbildungen von Pflanzen.

§ 16. Approbierte Gehilfen haben ihre Approbation, nicht approbierte ihre Gehilfen- und sonstigen Zeugnisse, Lehrlinge ihr amtsärztliches Zulassungszeugnis nebst dem Nachweis über die vorgeschriebene wissenschaftliche Vorbildung (Bekanntmachung des Reichskanzlers vom 5. März 1875 § 4 Z. 1), eine selbst zusammengestellte Pflanzensammlung, das Arbeitsbuch und die eigenen wissenschaftlichen Bücher vorzulegen. Lehrlinge sind in der Botanik, Chemie, Physik, Pharmakognosie und Gesetzeskunde der Dauer der Lehrzeit entsprechend zu prüfen und, falls sie eine undeutliche Handschrift haben, auf die Vervollkommnung derselben aufmerksam zu machen.

§ 17. Der Apothekenvorstand und dessen Geschäftspersonal sind verpflichtet, den Bevollmächtigten bereitwillig entgegenzukommen und berechtigten Forderungen derselben zu entsprechen.

§ 18. Die Verhandlung (§ 14) ist nach Vor- oder Durchlesung von den Bevollmächtigten und dem Apothekenvorstand, sowie von dem etwa anwesenden Kreisarzt zu vollziehen. Einwendungen des Apothekenvorstandes gegen Inhalt oder Wortlaut der Verhandlung sind nebst der Begründung vor der Vollziehung von den Bevollmächtigten aufzunehmen.

§ 19. Ein Verzeichnis der beanstandeten Arzneimittel ist dem Apothekenvorstand mit der Weisung zu hinterlassen, die unbrauchbaren Waren unverzüglich aus dem Geschäft zu entfernen. Handelt es sich um unwesentliche Mängel, welche bereits während der Besichtigung beseitigt sind, so ist die Erledigung in der Verhandlung zu vermerken.

§ 20. Der Regierungspräsident erläßt auf Grund der Verhandlung mit tunlichster Beschleunigung einen Bescheid und erteilt dem oder den pharmazeutischen Bevollmächtigten Abschrift desselben. Soweit es sich um die Abstellung vorgefundener Mängel handelt, ist dieselbe innerhalb einer bestimmten Frist dem Apothekenvorstand aufzugeben.

§ 21. Die Vorstände der beteiligten Apotheken haben nach Ablauf der gestellten Frist über die Erledigung jeder einzelnen

Beanstandung an den Regierungspräsidenten durch Vermittlung des Kreisarztes zu berichten. Die Erledigung der Bescheide ist von dem zuständigen Kreisarzt, und zwar für Apotheken seines Wohnortes alsbald, für die übrigen Apotheken des Bezirkes gelegentlich anderweiter dienstlicher Tätigkeit an dem betreffenden Ort oder bei der Jahresmusterung (§ 28) zu überwachen.

§ 22. Im allgemeinen ist jede Besichtigung an einem Tage mit acht Arbeitsstunden auszuführen. Für die Besichtigung großer Apotheken und beim Vorliegen zahlreicher oder grober Unregelmäßigkeiten sind zwei Tage zulässig.

§ 23. Bei groben Unregelmäßigkeiten können vom Regierungspräsidenten Nachbesichtigungen auf Kosten des Apothekenvorstandes so lange angeordnet werden, bis der ordnungsmäßige Zustand hergestellt ist. Über die Nachbesichtigung ist eine vollständige Verhandlung aufzunehmen, aus welcher hervorgehen muß, daß auch diese neben der Abstellung der bei der ersten Besichtigung erhobenen Beanstandungen den Gesamtbetrieb im Auge gehabt hat. Nachbesichtigungen müssen in der Regel drei Monate nach Erlaß des Bescheides ausgeführt werden.

§ 24. Die Kosten für die Besichtigungen fallen der Staatskasse zur Last; die für Nachbesichtigungen im Falle des § 23 erwachsenden Kosten trägt der Apothekenvorstand. Wenn der mangelhafte Zustand einer Apotheke nicht auf Nachlässigkeit des Vorstandes, sondern nur auf ungünstige Verhältnisse, zB. längere Krankheit, Mittellosigkeit, zurückzuführen ist, so sind die Kosten für die Nachbesichtigung auf die Staatskasse zu übernehmen.

§ 25. Für die Besichtigung der Krankenhaus- und ärztlichen Hausapotheken sind die §§ 49 bis 51 der Apothekenbetriebsordnung maßgebend. Die Bevollmächtigten müssen die Genehmigungsurkunde, die Approbation oder den Befähigungsnachweis des Betriebsleiters, das Krankentagebuch und das Belegbuch über die Herkunft der Arzneimittel, sowie das Deutsche Arzneibuch und die Arzneitaxe, diese jedoch nur in ärztlichen Hausapotheken, einsehen und prüfen, ob in letzteren die Bestimmungen über Abgabe und Preise der Arzneimittel innegehalten sind. Auf Zweigapotheken finden die Bestimmungen über die Apotheken entsprechende Anwendung.

§ 26. Homöopathische Abteilungen in Apotheken, sowie ärztliche homöopathische Hausapotheken werden auf Grund der bestehenden Vorschriften und gemäß § 52 der Apothenbetriebsordnung besichtigt.

§ 27. Soweit möglich, haben die Bevollmächtigten auch Drogenhandlungen, welche an demselben Orte sich befinden wie die besichtigten Apotheken, nach den darüber bestehenden Vorschriften zu besichtigen.

§ 28. Der Kreisarzt hat alle Apotheken seines Bezirkes einmal jährlich, soweit tunlich gelegentlich anderweiter Dienstreisen, außerordentlich und unangemeldet zu besuchen und namentlich hinsichtlich der Ordnung und der Sauberkeit in den Räumen, wie an und in den Arzneibehältnissen und Arbeitsgeräten, aber nur im allgemeinen zu mustern, ungünstige Befunde, sowie zu seiner Kenntnis gelangende Unregelmäßigkeiten im Geschäftsbetriebe dem Regierungspräsidenten anzuzeigen. Bei dieser Musterung sind etwa vorhandene Lehrlinge nach Vorschrift zu prüfen.

§ 29. Bis zum 31. Januar des folgenden Jahres erstattet der Regierungs- und Medizinalrat einen eingehenden Bericht über die Ergebnisse der im Vorjahre bewirkten Besichtigungen an den Regierungspräsidenten, welcher denselben in beglaubigter Abschrift mit einem Verzeichnis der besichtigten Apotheken und Drogenhandlungen nach beigehendem*) Muster kurzer Hand, eventuell mittels Beischrift dem Minister der Medizinalangelegenheiten spätestens bis zum 1. März einreicht; die Verhandlungen werden dem Berichte nur auf Erfordern beigefügt. Nach Ablauf des dreijährigen Umlaufs hat der Regierungs- und Medizinalrat in dem Jahresberichte die Erklärung abzugeben, daß sämtliche Apotheken des Regierungsbezirks besichtigt worden sind; dabei ist das etwaige Unterbleiben einzelner Besichtigungen näher zu begründen.

Schlußbestimmungen.

§ 30. Zuwiderhandlungen der Apotheker gegen vorstehende Anweisung werden nach den bestehenden Bestimmungen bestraft. Im übrigen hat der Regierungspräsident seine Anordnungen erforderlichenfalls gemäß § 132 ff. des Landesverwaltungsgesetzes vom 30. Juli 1883 (Gesetzsammlung S. 228) im Zwangswege zur Durchführung zu bringen.

§ 31. Die Befugnisse, welche in dieser Anweisung dem Regierungspräsidenten zugewiesen sind, werden innerhalb des der Zuständigkeit des Polizeipräsidenten zu Berlin unterstellten Bezirks von dem letzteren ausgeübt.

Berlin, den 18. Februar 1902.

Der Minister der geistlichen, Unterrichts- und Medizinalangelegenheiten.

Studt.

---

*) Anlage II.

I. Allgemeines.

Anlage I
zu § 14 der Anweisung.

Kreis:

Besichtigung

der   'schen Apotheke
zum

Straße No.

Verfügung vom   190

Als Bevollmächtigte sind anwesend:

Regierungs- und   Medizinalrat
Dr.
Apothekenbesitzer

         außerdem:

Kreisarzt: Dr.

Anmerkung: Nicht zutreffende Worte und Sätze sind zu streichen.

Verhandelt

        am   ten   190

von   Uhr   Mittags ab.

I. Allgemeines.

1. Betriebsberechtigung usw.

Die Apotheke ist auf Grund de   d. d.
    ten   erteilten und vorgelegten Privilegium
— Konzession — angelegt und laut Kaufvertrag vom   ten
gegenwärtig im Besitze

Die Genehmigung zum Fortbetriebe ist unter dem
    ten   erteilt worden.
Herr   ist

unter dem   ten
als Apotheker approbiert und am   ten
                   vereidet worden, bekleidet das Amt eines

2. Geschäfsbücher, Lehr- und Unterrichtsmittel.

Rezepttaxe usw.

Die revidierte Apothekerordnung, das geltende Arzneibuch für das Deutsche Reich und die geltende Arzneitaxe, die auf die Apotheke bezüglichen, ordnungsmäßig gehefteten neusten behördlichen Verfügungen nebst den Besichtigungsbescheiden, das mit

36 I. Allgemeines.

numerierten Giftscheinen belegte, vorschriftsmäßig eingerichtete und geführte Giftbuch, das Buch über Tuberkulinverkauf, der Nachweis über Empfang und Abgabe von tierischem Impfstoff und das Arbeits-Tagebuch, sowie eine Pflanzensammlung und mehrere zur Fortbildung von Gehilfen und Lehrlingen geeignete fachwissenschaftliche Werke werden vorgelegt. Zu erinnern ist:

Die letzte am ten
190 ausgeführte Besichtigung hatte ein

Ergebnis*)

Die Mängel sind

Die vorhandenen Rezepte finden sich

richtig
taxiert und waren stets mit dem ausgeschriebenen Namen des Rezeptarius bezeichnet. Luxusgefäße sind vorschrifswidrig

abgegeben. Vorschriftswidrige Abgabe oder Wiederholungen stark wirkender Arzneien (Ministerial-Erlaß vom 22. Juni 1896. Ministerial-Blatt für die innere Verwaltung S. 123) fanden sich vor.

Als Nebengeschäft wird mit Genehmigung des Regierungspräsidenten — Polizeipräsidenten — vom ten

betrieben.

3. Das Personal der Apotheke

besteht aus Gehilfen und Lehrlingen.

a. Gehilfen.

1. Der Apotheker legt seine
Approbation d. d.

den ten
vor, ist am vereidigt.

2. Der Apotheker legt seine
Approbation d. d.

den ten
vor, ist am vereidigt.

1. Der Gehilfe

Jahre alt, hat die Gehilfenprüfung zu
unter dem ten bestanden.

---

*) Anmerkung: Das Ergebnis ist nur im allgemeinen anzugeben, ebenso die Beseitigung der Mängel, falls nicht einzelne derselben unerledigt geblieben sind.

I. Allgemeines.

2. Der Gehilfe
Jahre alt, hat die Gehilfenprüfung vor
der Prüfungsbehörde zu unter dem
ten bestanden.
3. Der Gehilfe Jahre alt,
hat die Gehilfenprüfung vor der Prüfungsbehörde zu
unter dem ten bestanden.

b. Lehrlinge.

Die Genehmigung zur Ausbildung eines Lehrlings ohne Annahme eines Gehilfen ist unter dem ten
erteilt.

1. Der Lehrling Jahre alt, führte
den Nachweis der vorgeschriebenen wissenschaftlichen Befähigung durch Vorlegung des Abgangszeugnisses nach jährigem Besuche der Sekunda de
nach Maßgabe der Bestimmung des § 4 Ziffer 1 der Bekanntmachung vom 5ten März 1875, betreffend die Prüfung der Apotheker, zur Entlassung für den einjährigen Dienst berechtigten
zu
auf Grund dessen er von dem Kreisarzt
Dr. unter dem
als Apothekerlehrling zugelassen und
seit dem ten
190 in hiesiger Apotheke dauernd tätig gewesen ist.

Derselbe besitzt ein Arbeits-Tagebuch und Anfänge eines von ihm gesammelten Herbarium, welche nach Inhalt und Umfang der Dauer der Lehrzeit entsprechen. Zu erinnern ist

Er zeigt in der pharmazeutischen Chemie und Physik
, in der Botanik und Warenkunde
Kenntnisse.

Seine Handschrift ist leserlich; durch den Kreisarzt
hat inzwischen am ten 190 eine
Prüfung stattgefunden.

2. Der Lehrling Jahre alt,
führte den Nachweis der vorgeschriebenen wissenschaftlichen Befähigung durch Vorlegung des Abgangszeugnisses nach jährigem Besuche der Sekunda de nach Maßgabe der Bestimmung des § 4 Ziffer 1 der Bekanntmachung vom 5ten März 1875, betreffend die Prüfung der Apotheker, zur Entlassung für den einjährigen Dienst berechtigten

zu , auf
Grund dessen er von dem Kreisarzt

38 II. Die Apotheken-Räumlichkeiten.

Dr. unter dem
als Apothekerlehrling
zugelassen und seit dem ten
190 in hiesiger Apotheke tätig gewesen
ist. Derselbe besitzt ein Arbeits-Tagebuch und Anfänge eines
von ihm gesammelten Herbarium, welche nach Inhalt und Umfang der Dauer der Lehrzeit entsprechen.
Zu erinnern ist

Er zeigt in der pharmazeutischen Chemie und in der Physik
in der Botanik und Warenkunde
Kenntnisse

Seine Handschrift ist
leserlich; durch den Kreisarzt fand inzwischen eine Prüfung am
190 statt.

II. Die Apotheken-Räumlichkeiten.

1. Die Offizin

ist baulich seit der letzten Besichtigung nicht verändert, zu
ebener Erde belegen, unmittelbar von der Straße — vom Hausflur
zugängig — mit Expeditionsfenster versehen,
m lang, m breit, m
hoch*), mit
Wänden versehen, wird durch Fenster und eine
Glasscheibentür erleuchtet, ist heizbar

trocken, unterkellert, mit Nachtglocke und Uhr ausgestattet.
Der Rezeptiertisch steht am Fenster, ist

beleuchtet, vom Handverkaufstisch durch

getrennt.
Seine mit Wachstuch überzogene, polierte

lange Platte — aus Marmor —

ist gegen den für das Publikum bestimmten Warteraum durch eine

Einfassung bewehrt, welche zur Aufnahme der bei der Rezeptur
gangbarsten Mittel eingerichtet ist. Auf der Platte stehen

Tarierwagen nebst vorschriftsmäßigen Gewichten bis auf 0,01 herab.

---

*) **Anmerkung:** Maße sind nur bei Neueinrichtungen und nach baulichen Änderungen anzugeben.

II. Die Apotheken-Räumlichkeiten.

Daneben hängen

feine Handwagen mit Schalen von Horn, Hartgummi, Silber, Porzellan

Außerdem sind noch Tarier- und Handwagen für den Handverkauf sowie bezeichnete Wagen für die sehr vorsichtig aufzubewahrenden Mittel, Tab. B des Arzneibuchs, für Morphinum, Jodoformium
vorhanden.

Sämtliche Wagen und Gewichte der Offizin und der Nebenräume sind innerhalb zweijähriger Fristen durch das Königliche Eichungsamt in
der vorgeschriebenen Nachprüfung unterzogen. Die Prüfungsscheine sowie Nachweise über die Neubeschaffung von

Wagen
und Gewichten
werden vorgelegt.

Zu erinnern ist

Ein Spülapparat mit fließendem Wasser ist in der Nähe des Rezeptiertisches vorhanden.

Vorschriftswidrige Salz- oder Extraktlösungen, Abkochungen, Aufgüsse usw., abgeteilte Pulver für die Rezeptur, insbesondere von Morphinum oder Calomel zusammengepreßte Arzneimittel, welche Arzneistoffe der Tabelle B oder C des Arzneibuchs enthalten, ausgenommen solche mit einem Gehalt von
   Coffeïnum oder   Santoninum
fanden sich   vor und wurden vernichtet.

Die Warengestelle
nebst etwa vorhandenen Schränken sind von
Beschaffenheit, mit Fournierung und Schnitzerei versehen.

Ölfarbe gestrichen und in zwei Abteilungen geteilt, deren untere mehrere Reihen Schiebekasten — Schränke — enthält, während die obere offene Gestelle für die Standgefäße bildet.

Die Schiebekasten haben Staubdeckel — sind voneinander durch feste Zwischenwände und Böden getrennt —, zum Teil mit Blecheinsätzen versehen —, dienen zur Aufnahme von Vegetabilien, rohen Drogen und Pflastern und führen nur die auf ihren Schildern bezeichneten Waren.

Die Standgefäße bestehen
1. für flüssige Mittel aus weißen — farbigen — Gläsern mit eingeriebenen Glasstöpseln,

2. für Chemikalien ebenso, aus Milchglas,
3. für Pflanzenpulver wie zu 2 — aus

Holz,

4. für Säfte wie zu 2 — aus offenen weißen Gläsern mit Glasglockenverschluß — welche in Porzellanbüchsen stehen,
5. für Salben ⎫ aus Porzellanbüchsen mit gefalzten — über-
6. für Extrakte ⎭ greifenden — Deckeln.

Aufbewahrung und Sonderung der Arzneimittel.

Die lichtscheuen Mittel befinden sich teils in dunkeln farbigen Gläsern, teils in Porzellangefäßen, teils in Schränken vor Licht geschützt bis auf

Die starkriechenden Arzneimittel Jodoformium und Moschus werden in besonderen Blechkasten — in einem Schränkchen — aufbewahrt. Die bezeichnete Jodoformwage ist gesondert untergebracht.

Die vorsichtig aufzubewahrenden Arzneimittel (Tab. C des Arzneibuchs) stehen von den übrigen Mitteln getrennt in offenen Gestellen — in geschlossenen Abteilungen — Schränken — bis auf

Morphinum und seine Präparate, sind in dreikantigen Gläsern mit
Verschluß mit vorschriftsmäßiger Bezeichnung in einem bezeichneten Schränkchen, welches eine verschlossene Abteilung für die unvermischten Präparate hat und entfernt von den Mitteln der Tab. C angebracht ist, aufgestellt; zu erinnern ist

Die sehr vorsichtig aufzubewahrenden Mittel (Tab. B des Arzneibuchs), Gifte, befinden sich in geringen, zur Rezeptur erforderlichen Mengen in der Offizin — in dem neben der Offizin gelegenen in einem verschlossenen, auf der Außentür mit Gift — Venena — Tabula B — bezeichneten Schranke — Behältnis — und zwar Alcaloida, Arsenicalia und Mercurialia (Cyanata) in besonderen verschlossenen Abteilungen, deren Türen wie diejenige des ganzen Behältnisses an der äußeren Fläche ihrem Inhalt entsprechend bezeichnet sind. Die Gifte werden in Glas-, Porzellan-, Milchglasgefäßen mit Verschluß aus dem gleichen Material aufbewahrt und finden sich die vorgeschriebenen besonderen Dispensiergeräte, Mörser, Löffel, einschließlich der erwähnten Wagen und Gewichte hier vor.

Zu erinnern ist

Die Bezeichnungen sind an den Schiebekasten auf Eisen-Emaille — Porzellanschildern — wie an den Glas- und Porzellangefäßen in

II. Die Apotheken-Räumlichkeiten.

eingebrannter Schrift und zwar bei den gewöhnlichen Mitteln in schwarzer Farbe, bei den vorsichtig aufzubewahrenden Mitteln (Tab. C) in roter Farbe auf weißen Schildern
     bei den Säuren in radierter Schrift, bei den sehr vorsichtig aufzubewahrenden Mitteln (Tab. B) in weißer Schrift auf schwarzen Schildern deutlich und richtig hergestellt bis auf

  Die Vorschriften des Ministerial-Erlasses vom 22. Juni 1896, betreffend den Verkehr mit starkwirkenden Arzneimitteln, sind erfüllt bis auf

  Die Nomenklatur entspricht dem Arzneibuche für das Deutsche Reich; die Arzneibehältnisse sind gruppenweise zweckmäßig und übersichtlich alphabetisch geordnet.

  An Dispensiergeräten sind außer den erwähnten Wagen vorhanden: Mensuren von englischem Zinn und Porzellan, Pulverschiffchen von Horn, Hartgummi, Spatel, Löffel von Horn, Silber; Schachteln, Konvolute, Signaturen in genügender Auswahl und Anzahl
    eiserne Pillmaschinen, 1 bezeichnete hölzerne für die Gifte (Tab. B)
    Emulsionsmörser mit hölzernem Pistill
                Porzellanmörser

eiserne Pillenmörser und Schalen, darunter bezeichnete außer den im Giftschrank aufbewahrten Giftmörsern für:

  *) Champhora, Jodoformium, Jodum, Morphinum, Moschus, Opium, Stibium sulfuratum aurantiacum

bezeichnete Löffel für

ferner noch mehrere Salbenmörser von Porzellan
        eine Mutterkornmühle, eine Vorrichtung für die Herstellung zusammengepreßter Arzneimittel

  Handdampfkocher mit je einer Infundierbüchse von Zinn und Porzellan und Koliervorrichtungen.

  Neben der Offizin befindet sich ein Geschäftszimmer, in welchem

Ordnung und Reinlichkeit:

---

  *) Anmerkung: Die hier aufgeführten Mörser entsprechen nur den häufigeren Befunden, sind nicht verbindlich.

2. Die Materialkammer,

mit welcher der Kräuterboden vereinigt ist, liegt ....

wird durch   Fenster erleuchtet, ist
   trocken, mit einem Tische und einer Wage nebst Gewichten
zum Einfassen versehen, verschließbar, in
   baulichem Zustande.
   Die Warengestelle sind
      dauerhaft gestrichen — lackiert.
   Die Vorräte befinden sich teils in
         Kästen, Tonnen, Blechbüchsen, welche
                                              Schluß
haben, teils in Standgefäßen. Die Chemikalien sind in Gläsern
mit Glasstöpseln, in Steingut-Tongefäßen
                                                       die
Pflanzenpulver ebenso
....
die Extrakte in Porzellanbüchsen mit Porzellandeckel aufbewahrt.
   Die vorsichtig aufzubewahrenden Mittel (Tab. C) sind vorschriftsmäßig gesondert in einem Gestell — einem besonderen Raum neben der Materialkammer —
....
                                                       untergebracht.

Die lichtscheuen Mittel sind gegen Lichteinfluß geschützt bis auf

Die Beschilderungen sind — wie in der Offizin vorschriftsmäßig
hergestellt
....
   Ordnung und Reinlichkeit:
....

3. Die Giftkammer

liegt   wird durch
einen nach allen Seiten fest abgeschlossenen hölzernen — Latten
— Verschlag gebildet, ist bezeichnet,
beleuchtet und fand sich verschlossen, unverschlossen, weil
....
Der Giftschrank befindet sich in der Giftkammer — in dem
Verschlag —
trägt an der äußeren Fläche der verschlossenen äußeren Tür in
weißer Schrift auf schwarzem Grunde die Bezeichnung Gift —
Tabula B — Venena —
....
                     und hat drei — vier — gleichfalls verschlossene und an ihrer Tür dem Inhalt entsprechend
bezeichnete Abteilungen für Alcaloida, Arsenicalia, Cyanata,

II. Die Apotheken-Räumlichkeiten. 43

Mercurialia; die vorgeschriebenen Dispensiergeräte finden sich vor bis auf

Tuberculinum Kochi wird
gehalten und ist vorschriftsmäßig aufbewahrt nebst dem Abgabebuch

Ein Tisch — Dispensierplatte — zum Einfassen ist vorhanden. Die Gifte sind in Glas-, Porzellan-, Milchglas-Gefäßen mit Verschluß aus gleichem Material

aufbewahrt, die Beschilderungen in vorschriftsmäßigen Lackfarben hergestellt, eingebrannt.

4. Der Kräuterboden

(falls überhaupt vorhanden) liegt

ist verschließbar,
wird durch   Fenster
          erleuchtet hat
Decke, ist
     trocken

Die Vorräte befinden sich in Kästen, Tonnen, Blechbüchsen

                    mit   Verschluß

Die vorsichtig aufzubewahrenden Mittel (Tab. C)

Die Beschilderungen sind

Ordnung und Reinlichkeit:

5. Der Arzneikeller

liegt   ist gepflastert

vom Laboratorium und den Wirtschaftskellern vollständig getrennt, hat den Zugang

ist verschließbar, wird durch

Fenster erleuchtet, ist kühl und
          trocken   mit einem Arbeitstische versehen.
     Auf mit dauerhaft   Ölfarbe
gestrichenen Holzgestellen stehen die Standgefäße
                              und erfolgt die Auf-

bewahrung der flüssigen Mittel in halbweißen Gläsern mit eingeriebenen Glasstöpseln;
der Säfte ebenso, in kleinen Gläsern, in offenen Gläsern mit Glockenverschluß;
der rohen Säuren | wie in der Offizin.
der Salben |

Die lichtscheuen Mittel, einschließlich der ätherischen Öle, sind in dunklen Gläsern, in Schränken
gegen Lichteinfluß geschützt.

Die vorsichtig aufzubewahrenden Mittel (Tab. C des Arzneibuchs) und die Mineralsäuren sind von den übrigen Mitteln getrennt aufgestellt.

Der Phosphor befindet sich in einem starken Glase mit Glasstöpsel-Verschluß unter Wasser in einer Blechbüchse von allen übrigen Mitteln gesondert in einem Mauerschränkchen mit verschlossener eiserner Tür.

In der Blechbüchse ist Sand enthalten.
Die Beschilderungen sind wie in der Offizin ausgeführt
an den Kästen auf lackierten Blechschildern, auf den Standgefäßen in unmittelbar eingebrannter weißer, schwarzer, roter Schrift auf Schildern hergestellt
deutlich und vorschriftsmäßig bis auf:

Tierischer Impfstoff wird gehalten und

aufbewahrt.
Ordnung und Reinlichkeit:

6. Das Laboratorium

liegt

ist verschließbar, wird durch Fenster erhellt,
hat eine gewölbte Decke Fußboden,
erscheint feuerfest, ist ausgerüstet mit einem Beindorffschen Apparat, einem Dampfentwickler, Dampfdestillierblase von Kupfer, deren Helm, Einsatzzylinder und Kühlrohre von Zinn und Kühlfaß von Dampfkochapparat mit Abdampfkessel und

Infundierbüchsen, darunter
von Porzellan, Kapellenofen, Windofen, Koch-

II. Die Apotheken-Räumlichkeiten.

herd mit eisernen Schlußringen, Digestorium mit vorschriftsmäßigem Trockenschrank.

Arbeitstisch mit Fächern ist

vorhanden. An Gerätschaften finden sich vor, ein Perkolator von Kessel, von Kupfer, Zinn, Eisen, Porzellan, Pfannen von Kupfer, Zinn, Porzellan, Schalen von Porzellan, Steingut, emailliertem Eisen, hessische Tiegel, Bechergläser, Kolben, Retorten, Spatel, Pflasterbretter.

Die Kolatorien und Preßtücher werden in einem mit Luftlöchern versehenen Schränkchen aufbewahrt, sind aus Leinewand, Koliertuch und Flanell hergestellt und nach Erfordernis bezeichnet.

Die Presse hat Zinneinsätze, wie vorgeschrieben;

Die durch das Arzneibuch vorgeschriebenen Reagentien einschließlich der volumetrischen Lösungen sind vollzählig, in einem Schränkchen ordentlich aufgestellt.

Hier oder finden sich vor: eine Mohr- (Westphal-)sche Wage, Aräometerbesteck, Lötrohr, chemische Wage, ein Mikroskop, ein Polarisationsapparat

sowie die vorgeschriebenen für die Untersuchung der Arzneimittel erforderlichen maßanalytischen und sonstigen Geräte bis auf

7. Die Stoßkammer

liegt

ist verschließbar; mit Arbeitstisch versehen; in derselben befinden sich

große Standmörser von Eisen

Kräuter- und Wurzel-Schneidemesser nebst Schneidebrettern (1 Stampfmesser nebst Stampfkasten)

Die Siebe hängen an Pflöcken längs den Wänden — sind in einem verschlossenen Schrank, hinter einem Vorhang — gegen Staub geschützt, nach Vorschrift des Arzneibuchs eingerichtet, in 6 Nummern beziffert, vorhanden.

Für Cantharides, Metallica, Narcotica*)
....
finden sich bezeichnete Siebe vor; sämtliche Siebe sind von guter Beschaffenheit.

8. Die homöopathische Schrankapotheke

(falls vorhanden) befindet sich in
....
Die Arzneistoffe sind in
....
aufbewahrt; die Beschilderungen
....
hergestellt.

Ein Dispensiertisch und besondere Dispensiergeräte sind vorhanden.

In der dritten Verreibung oder Verdünnung sind die Grundstoffe zu erkennen.

9. Ein Nebenraum

für überschüssige Vorräte (falls vorhanden) befindet sich
....

ist sauber und ordentlich gehalten; die Vorräte stehen geordnet in deutlich bezeichneten Gefäßen usw., die vorsichtig aufzubewahrenden Mittel (Tab. C) von den übrigen gesondert.

Gifte (Tab. B) finden sich
vor.

Zu erinnern ist:
....

10. Der Trockenboden

(falls vorhanden) befindet sich
....

ist fugendicht gegen Staub geschützt, mit Hürden ausgestattet, verschließbar, sauber, ordentlich und wird zu anderen Zwecken nicht gebraucht.

III. Prüfung der Arzneimittel.

Die nach den Vorschriften des Arzneibuchs für das Deutsche Reich und der Anweisung für die amtliche Besichtigung der Apotheken vom 18. Februar 1902
....

---

*) Die bezeichneten Siebe sind nicht verbindlich; dem Ermessen der Bevollmächtigten ist es überlassen, nach Bedürfnis und Geschäftsumfang die Forderungen zu stellen.

III. Prüfung der Arzneimittel. 47

angestellte Prüfung der Arzneimittel, Reagentien und volumetrischen Lösungen hatte das beiliegende Ergebnis:

Die Menge der vorrätigen Arzneimittel entspricht dem Geschäftsumfang; von den für alle Apotheken verbindlichen Mitteln

fehlen

Waren verschiedener Güter werden
geführt und zwar folgende:

Bemerkungen.

Folgende Ausstellungen hat sich der unterzeichnete Apotheken-Vorstand behufs baldigster Abstellung schriftlich vermerkt:

Die Besichtigung wurde beendet am
um Uhr

Selbst- Vorgelesen, genehmigt und unterschrieben.
Der Apothekenbesitzer:

Der Kreisarzt.

Geschlossen.
Die Bevollmächtigten:

den ten 190

Vorstehende Verhandlung mit Anlage überreicht gehorsamst.

Regierungs- und Medizinalrat.

An den Herrn
Regierungs- — Polizei- — Präsidenten,

Hier

…
Anlage II
zu § 29 der Anweisung.

Regierungsbezirk ....

Nachweisung
über Besichtigung von Apotheken usw. 190…

Lfde. Nummer	Tag und Jahr der vorletzten Besichtigung	Tag der diesjährigen Besichtigung	Privilegiert oder konzessioniert	Kreis, Ortschaft, Seelenzahl, Apothekenzahl für		Namen des Apotheken-Vorstandes, der Besitzerin, der Kinder nach Ableben des Inhabers	Zahl der	
				den Kreis	die Ortschaft		Gehilfen	Lehrlinge

Befund im allgemeinen			Beschaffenheit der Arzneimittel im allgemeinen	Sind Strafen oder Nachrevisionen verhängt?	Besondere Bemerkungen, z. B. Revision sämtlicher Apotheken in den letzten 3 Jahren. Vermehrung der Apotheken im Berichtsjahre. Besitzwechsel. Verkaufspreis nebst vorherigem Kaufpreis im Jahre ? und dergl. mehr.
der Offizin	Vorrats-	Arbeits-Räumen			

MIX
Papier aus verantwortungsvollen Quellen
Paper from responsible sources
FSC® C105338

If you have any concerns about our products,
you can contact us on
ProductSafety@springernature.com

In case Publisher is established outside the EU,
the EU authorized representative is:
**Springer Nature Customer Service Center GmbH
Europaplatz 3, 69115 Heidelberg, Germany**

Printed by Libri Plureos GmbH
in Hamburg, Germany